클라미디아

Chlamydia

클라미디아

Chlamydia

최태열 지음

한국학술정보㈜

머리말

필자는 클라미디아(Chlamydia)라는 작은 세균(0.3~1.0μm)을 30년 가까이 연구하면서 이 세균이 인체에 이렇게 많은 종류의 질환을 일으키며, 특히 '불임(infertility)'과 같은 심각한 사회적 문제를 일으키는 매우 위해한 세균임을 알게 되었다. 클라미디아라는 세균의 병태생리를 올바로 이해하고 클라미디아 감염을 정확히 진단, 치료 및 예방하려고 노력한다면 클라미디아에 의한 감염 질환을 감소시킬 수 있음에도, 국내에는 아직까지 클라미디아에 대한 소책자 하나 없는 실정이다. 이에 필자는 부족하기는 하지만 그동안 연구 결과와 경험을 토대로 하여 『클라미디아(Chlamydia)』라는 소책자를 감히 발간하게 되었다.

클라미디아는 살아 있는 세포 내에서만 기생(obligatory intra−cellular parasite)하며 특이한 발달사(developmental cycle)를 갖고 있는 그람음성 균체이다. 클라미디아에는 *Chlamydia trachomatis*, *Chlamydophila pneumoniae*, *Chlamydophila psittaci*가 인체에 중요한 병원성을 나타내고, 최근에는 *Parachlamydia acanthamoebae* 등 '유사−Chlamydia'가 새로운 병원체(emerging infectious disease)로 발견되고 있다.

*C. trachomatis*는 트라코마(trachoma)를 일으켜 실명의 원인이 되고, 성매개질환(sexually transmitted diseases)으로 요도염(urethritis), 성병림프육아종(lymphogranuloma venerum), 결막염(conjunctivitis) 등을 일으킨다. 여성에서는 자궁경관내막염(endocervicitis), 자궁내막염(endometritis), 자궁관염(salpingitis) 등의 골반염(pelvic inflammatory disease)을 일으켜

불임(sterility)의 중요 원인이 된다. 소아에서는 급성봉입체결막염(acute inclusion conjunctivitis), 폐렴(pneumonia) 등을 일으킨다. *Chlamydophila pneumoneae*는 폐렴(pneumonia), 기관지염(bronchitis), 부비동염(sinusitis), 천식(asthma) 등의 중요 원인이며, 죽상경화증(atherosclerosis), 심장동맥병(coronary artery disease)의 원인체 중 하나이다. *Chlamydophila psittaci*는 앵무새 등 조류 감염이 인체에 전파되는 인수 공통의 질환으로 사람에서 폐렴을 일으킨다. *Parachlamydia acanthamoebae*는 폐렴, 기관지염 등을 일으킨다.

첫 장에는 클라미디아의 미생물학적 특성, 2장~5장에는 각종 클라미디아의 국내외 감염 실태, 진단, 치료, 예방, 6장~8장에는 클라미디아 진단을 위한 연구방법을 자세히 기술하였다. 연구방법은 주로 클라미디아 연구를 위하여 기술하였으나 다른 기초 연구에도 이용될 수 있게끔 미국질병통제예방센터(Centers for disease control and prevention, CDC)에서 사용하였던 수기법을 많이 기술하였다. 의학용어는 주로 대한의사협회에서 발행한 『의학용어집 제5판(2008)』을 참조하였으며, 독자의 편의를 위하여 자주 한글과 영문을 병용하여 사용하였다.

처음 연구를 시작할 즈음 많은 격려와 질책을 하여 주셨던 한양대학교 의과대학 김기홍(작고), 박승함(작고), 김춘원 은사님과, 기초 연구를 지도하여 주셨던 서울대학교 의과대학 미생물학교실 차창용 교수님(전), 황응수 교수님께 진심으로 감사드린다. 끝으로 그간 연구에 참여하였던 한양대학교 의과대학 진단검사의학교실 교실원들에게 감사드리며, 이 소책자가 클라미디아 연구뿐만 아니라 클라미디아 감염병 퇴치에 미력이나마 도움이 되었으면 한다.

2012년 3월
최태열

☀ 목차

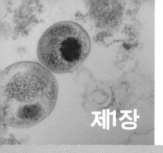

제1장 클라미디아(Chlamydia)의 미생물학적 특성

*Chlamydiaceae*는 온혈 및 냉혈동물을 비롯하여 여러 종류의 세포들(Acanthamoebae부터 뇌의 microglial cells 등)을 감염시키는 진화가 잘 이루어진 병원체이다. *Chlamydiaceae*는 운동성이 없고 그람음성(Gram negative)으로 진핵세포(eukaryotic cell) 내에 절대 기생하는 원핵생물(prokaryotic organism)의 특성을 나타낸다. 그러나 현재 rRNA의 분자생물학적 분석에 의하면 Chlamydiae는 진핵세포인 것으로 확인되었다[Weisburg 등, 1986]. Chlamydiae는 특이한 발달사(developmental cycle)를 갖고 있다. 감염성의 기본체(elementary body, EB)가 특정 세포에 감염된 후 세포 내에서 대사 작용이 활발한 비감염성의 망상체(reticulate body, RB)로 변하여 봉입체 내에서 증식하고, 분열이 그치면 봉입체 내에서 다시 감염성의 기본체(EB)로 변한 후 주위 환경으로 방출되어 새로운 세포를 감염시킨다. *Chlamydiaceae*는 자체적으로 단백합성을 하나 세포 밖 증식을 위한 일부 단백은 자체로 생산하지 못하여 성장을 위하여서는 반드시 다른 살아 있는 세포에 기생하여 adenosine triphosphate(ATP)를 공급받아야 한다.

1. 구조

*Chlamydia trachomatis*는 기본체(elementary body, EB)와 망상체(reticulate body, RB)라는 두 가지 형태가 존재하며, 발달 과정 중 환경이 좋지 않으면 중간체(intermediate body, IB)는 이상 형태의 영속체(persistent body, PB)로 봉입체 내에서 오랫동안 존재할 수 있다. Chlamydiae는 바이러스나 미코플라스마(mycoplasma)보다는 크나 대장균(*E. coli*)에 비하여 1/4 정도로 작다. 기본체는 직경이 0.3μm의 구형이며 전자밀도가 높은 중심(electro-dense center)을 갖고 있으며 세포벽으로 둘러싸여 있다. 기본체는 세포 밖에서도 생존할 수 있으나 대사 작용이 활발하지 못하여 분열 증식은 하지 않는다. 기본체가 살아 있는 세포에 들어오면 세포 내에서 커다란 망상체(0.6~1.0μm)로 변하여 전자밀도가 높은 중심(electro-dense center)은 없어진다. 망상체로 변하는 과정에서 DNA양은 감소하고 RNA양이 증가하여 대사 작용이 활발하여지고 분열을 시작한다.

*Chlamydophila pneumoniae*는 성장과정에서 핵물질 내에 1~10개의 소체(mini-body)를 형성하고 세포질이 서양배(pear) 모양으로 돌출(protrusion)되어 있는 것을 전자현미경으로 관찰할 수 있다(그림 1-1). Chlamydia가 이분열하여 증식하면 감수성이 있는 세포의 세포질 내에서 봉입체(inclusion body)를 형성한다. Chlamydia 자체는 에너지원인 아데노신(3)인산(adenosine triphosphate, ATP)을 생산 못 하여 숙주의 대사과정 중의 ATP를 이용하여야 하므로 절대로 살아 있는 세포에 기생성 세균이다. Chlamydia 세포막에는 OmpA 및 OmpB(예상)라는 두 개의 구멍단백(porins)을 통하여 필수 영양분, 이온(ions) 등의 이동이 이루어지는 것으로 알려져 있다. *C. trachomatis*는 숙주로부터 ATP, 글루탐산염(glutamate) 및 탄수화물 등을 공급받지 못하면 봉입

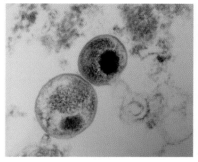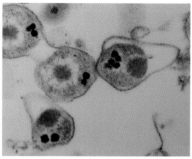

그림 1-1. *Chlamydiae* 전자현미경 소견(30,000X). 좌측 그림: *Chlamydia trachomatis* 기본체(elementary body, 0.3μm, 우상)와 망상체(reticulate body, 0.6μm, 좌하), 우측 그림: *Chlamydophila pneumoniae* 기본체(서양배 모양의 세포질 돌출이 있고, mini-body가 2~4개 정도 있다. 우상) 및 망상체(분열 중. 좌상).

체 내에 축적된 글리코겐(glycogen)의 해당 작용을 이용하여 살아간다.

클라미디아는 주외막단백(major outer membrane protein, MOMP)이 기본체의 세포벽 성분의 60%를 차지한다. 주외막단백(MOMP)은 *omp*A (전에는 *omp*1이라 함) 유전자에 의하여 부호되며, 주외막단백(MOMP)에는 아미노산 배열이 변하는 변화부위(variable portion, VSI-VSIV)가 아미노산 배열이 변하지 않는 불변부위(constant portion, CSI-CSV)와 번갈아 위치한다[Stephen 등, 1987]. 주외막단백(MOMP)의 변화(variable) 부위는 균체 표면에 노출되어 있으며, Chlamydia 감염에서 면역학적으로 중요한 역할을 하여 진단뿐만 아니라 백신 연구에도 사용된다[Campbell 등, 1990]. 주외막단백(MOMP)은 *C. trachomatis*가 표적세포(target cell)에 부착하는 데 중요한 역할을 하며, 트립신(trypsin)으로 처리하면 주외막단백(MOMP)에 균열이 생겨 감염력을 상실한다. Polymorphic outer membrane protein(POMP)은 *C. pneumoniae*의 sarkosyl-insoluble fraction으로 토끼에서 항혈청과 반응하는 단백의 집합체로 *C. psittaci*에서는 90KDa의 면역력이 강한 커다란 단백

군이다. *C. trachomatis*에서는 9개의 POMP 유전자(*pmp*A부터 *pmp*I)가
존재하는 것으로 알려져 있으나 아직까지 정확한 역할은 알려져 있
지 않다[Stephens 등, 1998]. Heat shock protein인 Hsp70(*Dna*K)은 외막
의 안쪽에 위치하여 기본체가 수용체(receptor)나 연결물질(ligand)에
접촉하는 데 관여하는 것으로 알려져 있다[Raulston 등, 1993]. *C.*
*trachomatis*의 기본체와 망상체의 표면에는 가시 모양의 돌출이 전자
현미경상 관찰되는데 이것은 type Ⅲ secretory apparatus로 Chlamydia
의 세포내이입(endocytosis)에 관여하며, 감염된 세포의 세포자멸사
(apoptosis)를 방해하는 것으로 알려져 있다[Fan 등, 1998].

　　*C. pneumoniae*에서는 76KDa의 종-특이(species-specific) 항원이
발견되며 이것에 대한 항체는 *C. pneumoniae* 감염력을 중화하는 역할
을 한다. *C. trachomatis*에서는 histone과 비슷한 18 또는 32KDa의 단
백이 기본체가 세포에 접촉할 수 있게 하는 작용을 한다. 모든
Chlamydiae에는 내열성의 지질다당질(lipopolysaccharide, LPS)의 항원
이 존재하며, 이것에 대한 단클론항체(monoclonal antibody, MoAb)는
클라미디아 감염진단에 종(species)에 관계없이 사용된다. 지질다당질
(lipopolysaccharide, LPS)은 표면에 노출된 주외막단백(MOMP)과 밀접
한 연관성을 갖고 있으며 내독소성(endotoxicity)을 나타낸다. Chlamydia
의 기본체(EB)와 중간체(IB)에는 핵모양(nucleoid) 물질이 존재하나
망상체(RB)에는 존재하지 않으며, 두 개의 histone-like protein인 Hc1 및
Hc2(*hctA, hctB*)가 존재한다[Brickman 등, 1993]. 또한 late-stage-specific
cysteine-rich protein(OmcA, OmcB)이 감염 후기에 나타난다. 기본체
에는 muramic acid가 없어 펩티도글리칸(peptidoglycan)을 만들지는 못
하나, penicillin 결합단백(penicillin-binding protein)을 갖고 있어 penicillin
에 감수성이다[Moulder 등, 1993].

2. 유전

기본체는 원형의 염색체(chromosome)를 갖고 있으며, 이 염색체는 660 X 10^6dalton 정도 된다. RNA는 DNA와 동량 존재하며, ribosomal RNA, ribosomal subunits, transfer RNA로 존재한다. *C. trachomatis* 유전체는 1,042,519bp 염색체와 7,493bp의 플라스미드로 구성되어 있으며, DNA 주형으로부터 RNA전사를 위한 DNA-dependant RNA polymerase를 갖고 있다[Stephens 등, 1998]. *C. trachomatis*에는 플라스미드가 한 개의 기본체(EB)에 7~10개 정도 존재한다. 그 기능에 대해서는 독성(virulence), 항생제내성 등에 관여하는 것으로 알려져 있으나, 정확한 기전에 대해서는 잘 알려져 있지 않아 기능적으로 신비스러운 플라스미드(cryptic plasmid)이다. 그러므로 *C. trachomatis*의 분자생물학적 진단 시 플라스미드를 표적(target)으로 하여 핵산을 증폭하는 것(nucleic acid amplification, NAA)이 염색체를 표적으로 하는 것보다 검출 민감도(sensitivity)가 높다.

최근에 *C. trachomatis* 플라스미드의 DNA 중 377bp가 결손(deletion)된 새로운 변형(new variant)의 *C. trachomatis*(nvCT)가 스웨덴에서 발견되어, 플라스미드를 표적으로 하는 Abbott m2000(Abbott Laboratories, Abbott, Park, IL, USA)과 Cobas Amplicor/TaqMan48(Roche Diagnostics, Basel, Switzerland)로는 *C. trachomatis* 검출이 되지 않은 적이 있었다. 국내에서는 아직까지 이 새로운 변형 *C. trachomatis*(nvCT)는 발견되지 않았으며, 아직까지는 스웨덴에서 집중적으로 발견되고 있다. 그러므로 이런 경우는 주외막단백(major outer membrane protein, MOMP)을 부호(encoding)하는 염색체 *omp*A 유전자를 증폭하거나, 플라스미드의 표적 부위를 달리하여야 한다[Herrmann 등, 2008].

*Omp*A 유전자는 1.1Kb 크기로 5개의 불변염기순서(constant sequence,

CS)와 4개의 가변염기순서(variable sequence, VS)로 구성되며, 불변염기순서 부위는 *C. trachomatis*의 각 혈청형에 따라 변함이 없으나, 가변염기순서 부위는 혈청형에 따라 염기순서에 차이를 나타낸다. 4개의 가변염기순서(variable sequence) 부위 중 VSI과 VSⅡ는 각 혈청형에 따라 염기순서에 특히 많은 변화를 나타내는 부위로 혈청형 결정에 있어서 중요한 역할을 하여 이 부분의 염기순서를 분석하면 혈청형을 쉽게 구별할 수가 있다. 현재 *C. trachomatis*의 혈청형에는 A, B, Ba, C, D, E, F, G, H, I, J, K, L1, L2, L3 등 15개가 이미 발견되었고, Da, D⁻, D*, Ga, Ia, I⁻, L2a, L2b 등의 변종의 혈청형이 보고되고 있다. L2b 변종은 유럽 및 미국 일부 지역(endemic)에서 주로 남성 동성연애자의 항문 감염에서 발견되고 있으며, 분리된 *C. trachomatis*의 *omp*A 유전자 중 가변염기순서 부위에 점돌연변이(point mutation)에 의한 것이다[Christerson 등, 2010]. *C. pneumoniae* 염색체는 1,230,230bp의 DNA를 갖고 있으나 플라스미드는 갖고 있지 않다.

3. 발달사(Developmental cycle)

Chlamydiae의 생활사(life cycle)는 발달사(developmental cycle)로 표현하는 것이 자연스러울 것 같으며 속(genus) 및 종(species)에 관계없이 동일하다. Chlamydia의 세포 내 이입을 처음에는 숙주 세포 표면에 Chlamydia에 대한 수용체(receptor)가 있어 Chlamydia의 기본체(elementary body, EB)가 수용체에 흡착되어 세포 내로 이입되는 것으로 알려졌었으나, 최근 진핵세포(eukaryotic cell)에 Chlamydia에 대한 수용체가 없다는 것이 밝혀졌고, Chlamydial ligand(heparin sulfate－ligand, putative host cell receptor)가 그 역할을 하고 있다고 한다[Stephens 등, 1994]. 기본체(EB)가 20~22℃에서는 진핵세포 내로 이입

되지 못하므로 클라미디아를 세포에 감염시킬 때는 반드시 35℃의 온도를 유지하여야 한다.

기본체가 세포내이입(endocytosis)으로 이입되면 1~6시간 내에 세포막에 의하여 공포가 형성되고 기본체는 감염성을 잃고 대사 작용이 활발한 망상체(reticulate body, RB)로 변하게 된다. 기본체가 망상체로 변한 후(6~24시간)에는 DNA양은 감소하고 RNA양이 증가하여 망상체의 왕성한 분열이 일어난다. 이때 fluorochrome acridine orange로 염색하면 봉입체가 붉게 염색되어 'red ball' stage가 되며, 이 시기에 단백 및 글리코겐(glycogen)의 합성이 이루어진다. 감염 24~48시간이 되면 망상체(RB)의 이분열은 계속되며 일부에서는 이미 망상체가 기본체로 변형되는 것이 관찰된다. 이때 DNA 합성이 증가하기 시작하며 감염성이 다시 나타나고 글리코겐의 합성이 최고에 이른다. 감염 48~72시간이 되면 봉입체는 기본체로 가득 차고 글리코겐은 자연히 소실되어 검출할 수가 없게 되며 감염성은 최고조에 달한다(그림 1-2). 그 후 세포가 파열되어 기본체는 세포 밖으로 방출되어 다른 세포에 감염되거나, 세포 밖에서 단기간 감염성이 있는 상태로 존재할 수가 있다.

세포배양에서 *C. trachomatis*는 기본체가 세포에 침범 후 봉입체 내에서 망상체로 변하고 다시 기본체로 변하는 데 48시간이면 충분하나, *C. pneumoniae*는 72시간 정도가 소용된다. 망상체가 기본체로 변할 때 cysteine rich outer membrane protein이 산화되어 세포막이 단단하여져 삼투압적으로 안정(osmotically stable)된 기본체로 변하여 세포 밖에서도 생존할 수 있다. HeLa-229 세포에 *C. pneumoniae*를 감염시킨 후 시간대별 전자현미경 소견으로 *C. pneumoniae*의 발달사(developmental cycle)를 자세히 관찰할 수 있다(그림 1-3).

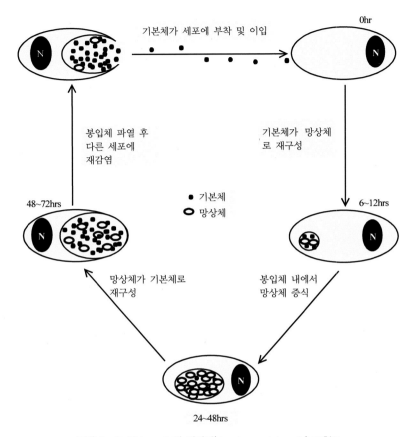

기본체가 세포에 부착 및 이입

0hr

봉입체 파열 후
다른 세포에
재감염

기본체가 망상체
로 재구성

48~72hrs

● 기본체
○ 망상체

6~12hrs

망상체가 기본체로
재구성

봉입체 내에서
망상체 증식

24~48hrs

그림 1－2. Chlamydia의 발달사(developmental cycle) 모형도.

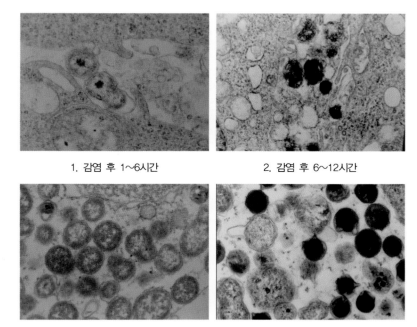

<table>
<tr><td>1. 감염 후 1~6시간</td><td>2. 감염 후 6~12시간</td></tr>
<tr><td>3. 감염 후 24~48시간</td><td>4. 감염 후 48~72시간</td></tr>
</table>

그림 1-3. *Chlamydophila pneumoniae*를 HeLa-229 세포에 배양 후 시간별 전자현미경 소견(30,000X). 1. 감염 후 1~6시간: 기본체(elementary body, EB)가 세포 속으로 세포내이입(endocytosis)된다. 2. 감염 후 6~12시간: 세포막에 의하여 공포가 형성되기 시작하며 기본체는 망상체(reticulate body, RB)로 변한다. 3. 감염 후 24~48시간: 봉입체 내에는 대부분 망상체로 가득 찬다. 4. 감염 후 48~72시간: 봉입체 내의 망상체(RB)는 다시 기본체(EB)로 변한다.

4. 물리적 및 화학적 물질에 의한 영향

1) 온도에 의한 영향

Chlamydiae는 열에 민감하여 60℃에서 10분이면 감염력이 완전히 소실된다. 37℃에서는 48시간 내에 감염력이 급속히 감소하고, 4℃에서는 24시간 생존한다. −60℃ 이하에 냉동하면 처음 감염력이 감소하나 몇 년간 보존된다. 동결건조(lyophilization)는 감염력이 상당량 감소하나 오랫동안 유지된다.

2) 화학 물질에 의한 영향

Chlamydiae는 다음 물질에 의하여 불활성화된다.
(1) 에테르(ether). 30분 이내 불활성
(2) 포르말린(formalin, 0.1%). 24시간 이내 불활성
(3) 페놀(phenol, 0.5%). 24시간 이내 불활성

3) 항생제에 의한 영향

Penicillins, cycloserine은 세포벽에 작용하여 균체가 성장하는 데 장애를 가져와 검사실에서 사용될 수는 있으나 임상적으로는 효과가 없다. Tetracycline, erythromycin, chloramphenicol은 단백합성을 방해하여 검사실뿐만 아니라 질병 치료에도 사용한다. Sulfonamides는 일부 *Chlamydia trachomatis*의 성장을 저해하여 치료에 사용된다. Rifampicin 역시 억제 작용이 있으나 검사실 및 임상적으로 직접 사용하지는 않고 있다. Streptomycin, neomycin, gentamicin 및 polymyxin은 억제 작용이 적어 검사실에서 균체 배양 시 사용한다. 최근에는 azithromycin이 임상 치료용으로 많이 사용되고 있다.

5. 항원과 혈청형

Chlamydia에는 종(species) 및 타입(type)에 따라 복잡한 항원구조를 갖

고 있다. 크게 공통 항원(group antigen)과 종-특이 항원(species-specific antigen)을 갖고 있으며, 더 세분하면 형-특이 항원(type-specific antigen)을 갖고 있다.

1) 공통 항원(Group antigens)

모든 Chlamydia에 공통으로 존재하며 열에 안정적이다. 지단백 (lipoprotein)과 탄수화물로 구성되어 있으며 세포막에 존재한다. 모든 클라미디아는 세포막에 공통/속-특이(group/genus-specific) 항원, 종-특이 (species-specific) 항원 및 형-특이(type-specific) 항원을 가지고 있다. 공통 항원인 세포막의 지질다당질(LPS)은 열에 안정적이며 클라미디아의 모든 종(species)에 존재하여 보체결합반응에 사용된다. 세포막에는 42KDa의 주외막단백(MOMP)에는 종-특이 항원과 형-특이 항원을 가지고 있다. 60KDa의 cysteine-rich outer membrane protein(OmcB)은 면역학적으로 강력한 속-특이(genus-specific) 항원성을 갖고 있어 Chlamydia에 감염된 환자에서 OmcB에 대한 항체가 검출된다.

2) 특이 항원(Specific Antigens)

(1) 종-특이 항원(Species-specific antigen)

C. trachomatis 감염이 오래 지속되는 불임환자(infertility)의 혈청이 기본체에서 용출한 열충격단백(heat shock protein 60, Hsp60)에 반응하는 것을 볼 수가 있다. 이것은 시스테인(cysteine)이 많은 구조단백으로, *C. trachomatis* 면역 반응에 공통적으로 반응하는 공통 항원(common antigen)이다[Wagar 등, 1990]. 열충격단백(Hsp60)은 정제과정에서 파괴되어 정제하기가 쉽지 않으나 계속되는 Chlamydia 감염에 대한 면역병

리학적 결과를 나타낸다. Cysteine-rich protein, OmcA 및 OmcB는 외막 복합체(outer membrane complex)와 기능적으로 관련이 있으며 sarkosyl(weak anionic detergent sodium lauryl sarcosinate)에 불용성이다. Chlamydia 외막의 60%를 차지하는 주외막단백(MOMP)은 중화반응(neutralization)에 관여하며, C. trachomatis의 형-특이 항원(type-specific antigen)으로 작용하여 C. trachomatis 혈청형 분류에 사용된다.

주외막단백(MOMP)에 존재하는 항원결정인자(epitope)는 미세-면역형광(micro-immunofluorescence, m-IF)법을 이용하여 C. trachomatis의 혈청형을 15가지(A, Ba, B, C, D, E, F, G, H, I, J, K, L1, L2, L3)로 구분하는 데 이용된다[Su 등, 1991]. 최근에는 단클론항체를 이용한 새로운 타입(type)의 혈청형(Da, D⁻, D*, Ga, Ia, I⁻, L2a, L2b 등)이 발견되고 있다. 각 혈청형은 생물학적 연관성을 기초로 하여 B-complex (B, Ba, D, E, L1, L2, L3), B-related complex(F, G), C-Complex(A, C, G, H, I, J), C-related complex(K)로 구분할 수가 있다(표 1-1). 혈청형 15가지는 생물학적 차이 때문에 trachoma biovar(TRIC, A부터 K, Ba), lymphogranuloma venerum(LGV) biovar(L1, L2, L3), mouse pneumonitis biovar(MoPn)의 3가지 생물형(biotypes/biovars)으로 구분한다. Trachoma biovar 중 B/Ba, E/D, G/F, K/L3은 서로 면역학적으로 교차 반응을 일으킨다. Chlamydophila pneumoniae는 단일 혈청형을 갖고 있으며 단클론항체를 이용하여 쉽게 감별할 수가 있으며, Chlamydophila psittaci는 여러 종류의 혈청형을 가지고 있다.

표 1-1. Chlamydia trachomatis의 혈청형

Oculogenital(TRIC)	Lymphogranuloma venerum
A B Ba C D Da D⁻ D* E F G Ga H I I⁻ Ia J K	L1 L2 L2a L2b L3

※ B-complex(B, Ba, D, E, L1, L2, L3), B-related complex(F, G), C-Complex(A, C, G, H, I, J), C-related complex(K).

(2) 형-특이 항원(Type-specific antigens)

형-특이 항원은 기본체(EB) 표면에 존재하며 형-특이 항체(type-specific antibodies)에 의하여 중화될 수 있으며 생쥐에 독성을 나타낸다. 형-특이 항원은 마우스독성 예방검사(mouse toxicity prevention test, MTPT), 독소 중화검사(toxin neutralization), 미세-면역형광검사(micro-immunofluorescence test, m-IF)를 사용하여 *C. trachomatis*를 15가지 혈청형(serotype)으로 구분할 수 있다. 새로운 균주가 처음 발견되었을 경우 고전적 방법(classic nomenclature)에 의한 명명법에는 원인체의 분류, 혈청형, 분리장소, 검사실 이름 및 계대배양 회수, 검체 부위 등의 정보를 내포하고 있다(표 1-2).

그러나 최근에 발견되는 새로운 혈청형은 단클론항체(monoclonal antibody) 및 염기순서분석(sequence analysis)에 의하여 명명된다.

표 1-2. *Chlamydia trachomatis*의 고전적 명명법

분리균주	명명(命名)
원인체 분류	TRIC
혈청형	D
분리장소	USA, Washington
검사실 이름 및 계대배양 회수	University of Washington - 5
균체가 분리된 검체부위	Cervix
약자	TRIC/D/USA, Wash./UW-5/Cx(또는 D/UW-5/Cx로 표시한다)

6. 면역 및 백신

타이완(Taiwan)에서 formalin-inactivated vaccine을 취학 전의 아동들에게 면역한 결과 트라코마의 발병률이 감소하였으며[Graystone 등, 1963], *C. trachomatis*의 주외막단백(major outer membrane protein, MOMP)

을 정제하여 면역하면 종-특이 항체를 생산할 수가 있었다[Caldwell 등, 1981]. 그러나 *C. pneumoniae*에서 주외막단백(MOMP)이 항체 생산을 유발하지 못하는 것은 흥미로운 사실이다[Campbell 등, 1990].

7. 분류

Chlamydia에는 여러 속(genus)과 종(species)이 있으며 각각의 고유 염기순서와 다른 유전체가 있으나 구조 및 기능에 있어서 다음과 같은 유사성을 나타낸다. 1) 기본체와 망상체가 있다, 2) 발달사(developmental cycle)가 동일하다, 3) 특징적인 질환을 일으킨다, 4) 병인론이 동일하다.

일반적인 균명은 Chlamydia(단수) 및 Chlamydiae(복수)로 불리며, 형용사로 사용할 때는 Chlamydial로 사용한다. 세균학적 분류는 *Chlamydiales* 목(目, order), *Chlamydiaceae*과(科, family)가 있다. *Chlamydiaceae*과(科, family)에는 *Chlamydia*속(屬, genus), *Chlamydophila*속(屬, genus)이 1989년 새로이 분류되었다. *Chlamydia*속(屬, genus)에는 *C. trachomatis, C. muridarum* 및 *C. suis*가 있으며, *Chlamydophila*속(屬, genus)에는 *C. pneumoniae, C. psittaci, C. pecorum, C. abortus, C. caviae, C. felis*가 있다. *Chlamydophila pneumoniae*는 분류학적으로 오히려 *Chlamydophila psittaci*와 가깝고 생물학적 특징도 비슷하다. *C. trachomatis*는 ADP-glucose로부터 글리코겐(glycogen)을 생산할 수 있으나, *C. pneumoniae*와 *C. psittaci*는 생산하지 못한다. 또한 *C. trachomatis*는 sulfa 약제에는 감수성이나, *C. pneumoniae*와 *C. psittaci*는 내성을 나타낸다(표 1-3).

근자에 유사-클라미디아(Chlamydia-like organism)가 주위 환경에서 발견되는데 발달사가 Chlamydia와 비슷하다. 16S rRNA를 분석하면 *Chlamydia* spp.와 84%의 동질성을 나타내는 *Simkania, Parachlamydia acanthamoebae* 등이 발견되고 있으나 이는 별개의 과(科, family)로 분

류하고 있다[Kahane 등, 1995].

표 1-3. 클라미디아(C. trachomatis, C. pneumoniae, C. psittaci)의 일반적 특성 비교

특성	C. trachomatis	C. pneumoniae	C. psittaci
봉입체의 형태	크고 둥글며, 주로 한 개가 있다	둥글고 조밀하며, 여러 개가 있을 수 있다	크고 다형성이고, 조밀하다
글리코겐 유무	있다	없다	없다
기본체의 형태	둥글다	서양 배 모양이며, 소체(mini-body)가 있다	둥글다
Sulfa 약제	감수성이 있다	감수성이 없다	감수성이 없다
플라스미드	Cryptic plasmid가 7~10개 존재	없다	있다
혈청형	20가지 이상 존재	1	>4
자연 숙주	사람	사람	조류
전파양식	인간에서 인간, 어머니에서 신생아	공기로 사람에서 사람으로	공기로 조류에 감염, 배설물에서 사람으로
질환	A, B, Ba, C: 트라코마(Trachoma) D-K: 성매개질환(STD), 봉입체결막염, 신생아폐렴, 간주위염 등 L1-L3: 성병림프육아종	폐렴, 기관지염, 인후두염, 부비동염, 심장동맥질환, 죽상경화증 등	앵무새병, 폐렴, 원인불명열 등

8. Chlamydia 연구의 미래

Chlamydia에 의한 질환은 다른 감염 질환과 달리 급성기 감염은 주로 무증상이나, 만성질환으로 이환되면 흉터(scar)를 남겨 인체에 심각한 후유증을 주는 조용한 병원성의 침입자이다. Chlamydia 연구의 최종 목적은 1) 초 감염의 방지(예방적 백신, 국소적 살균제, 행동 변화 등), 2) 이차적 전파 방지(적절한 진단방법으로 집단검사, 행동적 중재), 3) 3차적 합병증 예방(감염원을 제거 박멸하여 흉터 형성을 막

기 위한 치료)에 있다.

트라코마(trachoma)에 의한 실명(blind)은 azithromycin 항생제의 사용과, 오염된 손으로 얼굴을 세수하지 않게 교육하고(수건 공동사용 금지), 위생 시설을 개선하면 예방 및 치유할 수 있는 질환이므로 계속 적인 위생 교육과 위생 시설 개선에 노력하여야 한다. *C. trachomatis*에 의한 자궁관(salpinx), 각막, 결막 및 폐의 흉터 형성 예방에 대한 연구가 집중적으로 이루어지고 있으며, 간주위염(perihepatitis), 관절염(arthritis), 유산(miscarriage) 등에 대하여서도 계속 연구되고 있다. 성매개질환(sexually transmitted disease, STD)을 예방하기 위하여서는 Chlamydia 백신 개발, 국소적 살균제(젤, 크림, 거품) 및 기구(콘돔) 사용을 권장하여야 한다. 장기적으로는 고위험 집단의 집단검사(특히 청소년층)를 주기적으로 실시하여 장기적인 예방을 하여야 한다. 골반염(pelvic inflammatory disease, PID)은 Chlamydia에 의한 가장 심각한 질환으로 조기 진단(임신 검사와 같은 자가 검사 개발)을 하고 적절한 치료를 하여 불임으로 인한 심각한 사회 경제적인 문제를 해결해야 한다.

*C. pneumoniae*에 의한 질환은 폐질환, 심장동맥병(coronary artery disease), 죽상경화증(atherosclerosis), 알츠하이머병(Alzheimer's disease) 등에 대한 연구가 계속 진행되고 있다. Psittacosis는 조류에서 사람으로 전파되어 심각한 폐렴 등 전신적 질환을 일으키므로 인수공통병으로 통합적인 연구가 이루어져야 한다. *C. psittaci*는 양(sheep)에서 전격괴사태반염(fulminant necrotizing placentitis)에 의한 유산을 초래하므로 Chlamydia에 의한 유산 및 조기분만과의 관계도 연구되어야 한다. 이와 같이 Chlamydia와 관련된 새로운 질환이 계속 출현하고 있으므로 Chlamydia에 대한 연구는 앞으로 사람 및 동물에서 계속 연구가 이루어져야 한다.

참고문헌

이맹복, 최태열, 김춘원. 가토 결막세포 내에서 *Chlamydia trachomatis*의 구조에 관한 전자 현미경적 연구. 한양대학술지 9: 485-93, 1989.

이소라, 금동극, 최태열. *Chlamydia pneumoniae*의 전자현미경적 관찰. 대한임상병리학회지 17: 146-54, 1997.

Brickman TJ, Barry Ⅲ CE, Hackstad T. Molecular cloning and expression of *hctB* encording a strain-variant chlamydial histone-like protein with DNA-binding activity. J Bacteriol 175: 4274-81, 1993.

Caldwell HD, Kromhout J, Schachter J. Purification and partial characterization of the major outer membrane protein of *Chlamydia trachomatis*. Infect Immun 38: 745-54, 1981.

Campbell LA, Kuo CC, Grayston JT. Structural and antigenic analysis of *Chlamydia pneumoniae*. Infect Immun 58: 93-7, 1990.

Campbell LA, Kuo CC, Wang S, Grayston JT. Serological response to *Chlamydia pneumoniae* infection. J Clin Microbiol 28: 1261-4, 1990.

Christerson L, de Vries HJC, de Barbeyrac B, Gaydos CA, Henrich B, Hoffmann S. Typing of Lymphogranuloma venerum *Chlamydia trachomatis* strains. EID 16: 1777-9, 2010.

Fan TH, Lu H, Hu H, Shi L, McClarty GA, Nance DW, et al. Inhibition of apoptosis in Chlamydia-infected cells: blocked of mitochondrial cytochrome c release and caspase activation. J Exp Med 187: 487-96, 1998.

Grayston JT, Woolridge RL, Wang S, Yen C, Yang C, Cheng K, Chang I. Field studies of protection from infection by experimental trachoma virus vaccine in preschool-aged children on Taiwan. Proc Soc Exp Biol Med 112: 589-95, 1963.

Greub G. The medical importance of Chlamydiae. Clin Microbiol Infect 15: 2-3,

2009.

Herrmann B, Törner A, Low N, Klint M, Nilsson A, Velicko I, et al. Emergence
    and spread of *Chlamydia trachomatis* variant, Sweden. Emerg Infect Dis
    14: 1462 − 5, 2008.

Kahane S, Metzer E, Friedman MG. Evidence that the novel microorganism 'Z'
    may belong to a new gene in the family Chlamydiae. FEMS Microbiol
    Lett 126: 203 − 8, 1995.

Kalman S, Mitchell WP, Marathe R, Lammel C, Fan J, Hyman RW, et al.
    Comparative genomes of *Chlamydia pneumoniae* and *C. trachomatis*. Nat
    Genet 21: 385 − 9, 1999.

Moulder JW. Why is Chlamydia sensitive to penicillin in the absence of
    peptidoglycan? Infect Agent Dis 2: 87 − 99, 1993.

Raulston JE, Davis CH, Schmiel DH, Morgan MW, and Wyrick PB. Molecular
    characterization and outer membrane association of a *Chlamydia trachomatis*
    protein related to the hsp70 family of protein. J Biol Chem 268: 23139 −
    47, 1993.

Stephen RS. Molecular mimicry and *Chlamydia trachomatis* infection of eukaryotic
    cells. Trends Microbiol 2: 99 − 101, 1994.

Stephen RS. Chlamydia, intracellular biology, pathogenesis, and immunology. ASM
    press, Washington D.C., 1999.

Stephens RS, Kalman S, Lammel C, Fan H, Marathe R, Aravind L, et al. Genome
    sequence of an obligate intracellular pathogene of humans: *Chlamydia
    trachomatis*. Science 282: 754 − 9, 1998.

Stephen RS, Sanchez − Pescador R, Wagar EA, Inouye C, and Ureda MS. Diversity
    of *Chlamydia trachomatis* major outer membrane protein genes. J Bacteriol
    169: 3879 − 85, 1987.

Su H and Caldwell HD. in vitro neutralization of *Chlamydia trachomatis* by
    monovalent Fab antibody specific to the major outer membrane protein.
    Infect Immun 59: 2843 − 5, 1991.

Wagar EA, Schachter J, Bavoil P, Stephen RS. Differential human serologic response
    to two 60,000 molecular weight *Chlamydia trachomatis* antigens. J Infect
    Dis 162: 922 − 7, 1990.

Weisburg WG, Hatch TP, Woese CR. Eubacterial origin of chlamydiae. J Bacteriol
    67: 570 − 4, 1986.

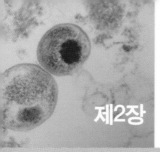

제2장 클라미디아 트라코마티스
(*Chlamydia trachomatis*)

*Chlamydiaceae*는 인간, 조류, 젖먹이동물을 비롯한 척추동물에서 발견되지만 *Chlamydia trachomatis*(*C. trachomatis*)는 주로 인간에서만 분리되고 있다. 주외막단백(major outer membrane protein, MOMP)의 특이성 때문에 현재 20가지 이상의 혈청형이 보고되고 있다. *C. trachomatis*는 주로 눈(트라코마 및 성인 봉입체결막염), 비뇨기계통(요도염, 자궁경부염, 성병림프육아종 등)에 감염을 일으키고, 소아에서는 영아 봉입체결막염(infant inclusion conjunctivitis), 영아 폐렴(infant pneumonia), 여성에서는 골반염(pelvic inflammatory disease, PID)을 일으킨다. 그 외에 간주위염(perihepatitis), 리터즈병(Reiter's disease), 조기분만 및 심내막염 등을 일으킨다. *C. trachomatis*는 다른 성매개질환(임질, 매독, 에이즈 등)과 함께 감염되는 경우가 많이 있으며, 특히 가임 여성에서는 골반염(PID) 후에 불임(infertility)의 중요 원인이 되어 사회적으로 많은 문제를 일으키고 있다.

1. 병인

C. trachomatis는 인체의 일부 특수 세포에만 감염된다. 감염성이 있는 기본체(elementary body, EB)는 섬모가 없는 원주세포(columnar epithelium), 입방세포(cuboidal cell) 또는 이행상피세포(transitional cell)를 가지고 있는 요도, 자궁관, 자궁경부, 자궁내막, 직장, 기관지, 결막 등의 점막에 침범하여 감염을 일으킨다. 이 균은 침범 부위에 심한 염증 반응을 일으켜 중성구와 림프구 및 형질세포 등의 침윤이 있다. 특히 성병림프육아종(lymphogranuloma venerum, LGV)의 기본체(EB)는 림프계의 단핵구 내에서도 증식하며 임상증상은 균체가 증식하는 과정에서 세포의 직접적인 파괴와 숙주의 감염 반응에 의한다. 폐렴의 경우 간질 및 세기관지 주위에 림프구의 침윤이 있으며 감염이 계속되면 세기관지가 막힌다. C. trachomatis에 의한 자궁관염(salpingitis)은 자궁관(salpinx)이 막혀 불임을 초래한다. 성병림프육아종(LGV)은 균이 림프절에 침범된 후 염증 반응을 일으키고 화농성이 되면 림프절이 파괴되어 터져서 누공을 형성한다. 감염은 오랜 기간 동안 면역성을 나타내지는 못하며 오히려 재감염 시 염증 반응에 의한 조직 파괴가 심하여 트라코마(trachoma)는 실명(blind)을 초래한다.

유전적 표식자와의 관계는 HLA class Ⅰ(A31)는 Chlamydia에 의한 급성 골반염(PID)과, B27은 리터즈병(Reiter's disease)과 관계가 있다. Chlamydia 감염은 CD4 림프구를 감염 장소에 모이게 하여 사람면역결핍바이러스(human immunodeficiency virus, HIV)의 복제가 증가되어 전파를 증가시킨다[Richard 등, 1999].

2. 면역

클라미디아 감염이 오래된 자궁외임신(ectopic pregnancy) 환자의 80%에서 heat shock protein(Hsp60)에 대한 항체가 발견된다. Heat shock protein은 기본체(EB) 표면에 돌출된 수용성의 60,000-molecular weight 단백으로 Hsp60 gene(*groEL*-1)에 의하여 발현되고 Chlamydia 감염의 공통항원(common antigen)이라는 것이 밝혀졌다. 주외막단백(MOMP)에 대한 중화 항체는 클라미디아 감염을 억제하므로 백신 연구에 이용되고 있다. 체외 실험에서 클라미디아에 감염된 장소에는 $CD8^+$ T cell이 관찰된다[Starnbach 등, 1994]. *C. trachomatis*의 감염이나 백신 투여는 동일한 타입 균주의 재감염에 면역성을 나타내나 장기간 지속되지는 않는다[Grayston 등, 1978]. 쥐(murine)에 감염을 일으키는 mouse pneumonitis(MoPn)는 생식기 감염이 있은 후 혈청 내 IgG는 300일 이상 지속되었고, 분비물에서 IgA는 감염 후 100일까지 지속되는 것이 관찰된다.

3. 역학

*C. trachomatis*는 여러 가지 질환의 원인이 되며 감염 후 방어 면역이 충분치 못하여 계속적인 감염이 일어난다. *C. trachomatis*는 눈에 트라코마(trachoma), 비뇨생식기에는 성매개질환(sexually transmitted disease)으로 요도염, 자궁경부염, 성병림프육아종 등을 일으킨다. 전 세계적으로 연간 5억의 인구가 감염되고, 7~9백만이 계속적인 감염으로 실명을 초래하는 심각한 질환이다. 트라코마에 대한 기록은 A.D. 60년에 벌써 있어 'roughness of the conjunctiva' 또는 'Egyptian(military) ophthalmia'라는 이름으로 문헌에 소개되고 있다. 트라코마는 처음(1907)에는 감염

세포의 세포질 내에 봉입체를 갖고 있어 'porozoan'으로 생각하여 'chlamydozoa' 또는 'mantle bodies'(적색의 기본체가 청색의 물질로 둘러싸여져 붙여진 이름)라 불리기도 하였다.

성인의 봉입체결막염(inclusion conjunctivitis)은 성생활이 왕성한 젊은 층에서 많이 발생되며, 주로 비뇨생식기에 C. trachomatis에 의한 감염이 선행되는 경우가 많다. 감염 경로는 주로 비위생적인 손이나, 성생활에 의한 경우가 많다. 신생아의 봉입체결막염은 주로 감염된 산모의 산도를 통하여 감염되며, 급성 생식기 감염이 있는 산모에서 태어난 신생아의 25% 정도가 감염된다. C. trachomatis에 의한 신생아 폐렴은 미만성이며 간질성 폐렴으로 감염된 산모에서 태어난 신생아의 10~20%에서 발생한다.

C. trachomatis에 의한 성인성질환은 미국의 경우 매년(2010) 100만 건 이상 보고되고 있으나 실질적으로는 이보다 훨씬 많은 수의 감염이 있을 것으로 추정한다. 임균의 경우 매년 25만 건이 보고된 것에 비하면 4배 이상의 발생 건수이다[CDC, 2010]. C. trachomatis에 의한 성매개질환(sexually transmitted disease) 감염률은 미국의 경우 347.8예/100,000(2006), Denmark 456예/100,000(2007), 영국은 25세 미만 여성에서 10.3%, 남자는 13.3%, Switzerland는 여성의 2.8%, 남성의 1.2%, 프랑스는 가족계획 참여자 중 6~11%, 대학병원 방문자 중 1~3%, 일반인은 1.5%, 18~24세는 3%이었다(2008)[Bebear 등, 2009].

국내에서 C. trachomatis에 의한 성매개질환(sexually transmitted disease, STD)의 전체적인 발생 건수는 정확히 알 수 없으나 다른 원인의 성매개질환(STD)보다 많이 발생되고 있으리라 생각된다. 특히 비임균요도염(non-gonococcal urethritis, NGU)이나, 임균 치료 후 요도염(post-gonococcal urethritis, PGU)에서 많이 발견되고 있다. 국내에서도 비임균요도염(NGU)의 50% 이상을 차지하고 있고 있으며, 특히 여성에서는 증상이 없는 경우가 많아 산전관리에 필수 검사로 시행하여야 한다.

현재 한국에서는 클라미디아에 의한 성매개질환(sexually transmitted diseases, STD)은 매독, 임질, 연성하감, 성기단순포진, 첨규콘딜롬, 비임균요도염 등과 같이 전염병예방법에 따라 지정감염병 및 성매개감염병으로 분류되어 있다. 한국질병관리본부(Korean Centers for Disease Control)에서 발표한 클라미디아의 유병률은 2004~5년 연구용역의 형태로 조사된 바가 있어 정리하면 다음과 같다[질병관리본부, 2006, 2007].

1. 총 622명의 대학생 중 23명에서 C. trachomatis가 검출되어 전체 유병률은 3.7%였고 남학생과 여학생의 유병률은 각각 5.0%(10/202)과 3.1%(13/420)로 나타났다. 이는 저자[최 등, 1987]가 20년 전 대학생들을 대상으로 검사한 결과(10.6%)보다는 많이 감소한 결과이다. 그사이 국가적 차원에서 성교육 강화 및 성문화의 위생 시설 향상 때문인 것으로 생각된다.

2. 군 징병검사 대상 남성의 경우 2004년에는 285명 중 16명에서 C. trachomatis가 검출되어 5.6%의 양성률을 보였고, 2005년에는 4%(60/1,372)의 양성률을 보였다.

3. 쉼터 입소 청소년은 2004년 420명 검사자 중 C. trachomatis 양성은 14.5%(61명), N. gonorrhoeae는 7.6%(32명)이 양성으로 나타났다. 클라미디아의 경우, 남성은 11.2%(24/215명), 여성은 18.0%(37/205명)에서 양성을 보여 여성에서 양성률이 높았다.

4. 특수 직업여성 170명 중 47명에서 C. trachomatis가 검출되어 27.6%의 유병률을 나타내었고, 15명에서는 N. gonorrhoeae가 검출되어 8.8%의 임질 유병률을 나타냈다. 서울 모 보건소 성병진료실(1985~1990)을 방문한 남자 요도염환자(318명) 중 35명(11%)

에서 *C. trachomatis* 배양에 양성으로 나타났다[최 등, 1991].

5. 2, 3차 병원을 방문한 18세 이상 여성 2,410명 중 클라미디아 양성자는 70명으로 2.9%의 양성률을, 임균 양성자는 10명으로 0.4%의 양성률을 보였다. 클라미디아 양성률을 연령별로 구분해 보면 20대 5.0%, 30대 3.7%, 50대 2.7% 순이었고, 60대 이상에서는 0.89%로 가장 낮아, 연령이 낮을수록 클라미디아 양성률이 유의하게 높은 것으로 나타났다. 한 삼차 의료기관의 산부인과에서는 자궁경부(627예)에서 20예(3%)의 *C. trachomatis*를 배양 분리하였다[최 등, 1991].

6. 일반 인구집단. 2006년에 총 1,922명의 20~49세 일반 인구집단을 대상으로 실시했던 클라미디아 유병률 조사에서는 모두 66명에서 클라미디아가 검출되어 클라미디아 양성률은 3.4%로 나타났고, 남성과 여성의 유병률은 각각 2.2%와 4.7%이었다. 연령별로는 남성의 경우 30대가 3.1%로 가장 높았으며, 여성의 경우에는 20대가 5.9%로 가장 높았다. 남성과 여성 모두 성관계 파트너 수가 증가할수록 클라미디아 유병률은 비례하여 증가하는 경향을 보였다.

4. 임상질환

*C. trachomatis*는 인체에 트라코마(trachoma), 봉입체결막염(inclusion conjunctivitis), 요도염(urethritis), 자궁경부염(cervicitis) 등 성매개질환이 있으며, 이외에도 신생아 폐렴, 성병림프육아종 등 여러 가지 질환을 일으킨다. *C. trachomatis*의 트라코마 생물형(TRIC biovar)은 자궁경부, 요도, 부고환, 자궁내막, 자궁관, 결막, 인후, 하부기도 등의 표피 원주세포에 감염되고, 다른 세포에 감염 여부는 알려진 바가 없으

며 심층부의 조직으로 침범은 없다. 급성 감염은 즉시 감염 반응을 나타내나, 만성적인 계속적 감염은 균체에 의한 파괴적 반응보다는 숙주의 면역반응에 의한 변화가 초래된다. 감염된 신생아의 경우 출생 후 2년까지 눈의 결막 및 생식기에서 Chlamydia가 배출되며, 자궁경부(cervix)에서는 18개월까지 균체가 배출되어 만성적 임상 양성을 나타낸다. 감염자의 90~99%는 대부분 항체를 갖고 있어 체외에서 감염의 중화항체 역할은 하나, 방어 항체로서의 역할은 못 한다.

1) 트라코마(Trachoma)

(1) 역학

토착형 트라코마(endemic trachoma)는 뜨겁고 건조한 기후인 중동, 북아프리카, 인도 등에서 주로 발생되고 있다. 트라코마는 전 세계적으로 6백만 정도가 보고되고 있으며, 주로 어린이가 많이 감염되나 실명은 재감염에 의하여 성인으로 갈수록 심각하다. 트라코마는 유행 지역에서의 주된 감염원은 결막의 상피세포이며, 감염된 눈에서 눈으로, 감염된 손이나 물건 등을 통하여 수건, 파리 등에 의하여 전파된다. 주로 사회 경제적으로 낙후한 지역에서 많이 유행하고, 유행 지역에서는 개인위생 또한 좋지 않아 호흡기, 위장관 등에도 균이 발견되어 호흡기 분비물 및 분변 등에 의하여서도 전파될 수가 있다. *Haemophilus*, *Moraxella* 및 *Neisseria*에 의한 세균성 결막염이 유행하는 지역에서 많이 발생한다.

비-토착성 트라코마(non-endemic trachoma)는 전 세계적으로 산발적으로 발견되고 있으나, 보고 예가 계속 감소하고 있으며 도회지보다는 시골 지역에서 주로 발생한다. 환경적 요인으로는 물 부족으로 세수를 하지 않거나, 파리가 유행하는 지역, 건강 및 위생 개념이

부족하고 밀집된 생활을 하는 환경에서 많이 발생한다. 우리나라에서
는 문헌에 정식으로 보고된 트라코마에 의한 실명은 없는 것으로 알
고 있다. 트라코마를 일으키는 *C. trachomatis*의 주된 혈청형은 A, B,
Ba, C이다. 중동과 북아프리카에는 혈청형 A, C가 주를 이루고, 미국
의 원주민은 혈청형 Ba가 많이 분리된다. 산발적 및 비−토착성 트라
코마는 전 세계적으로 발생하며 주로 비뇨기감염이 선행되어 비뇨기
감염으로부터 눈의 감염으로 전파된다.

(2) 임상 증상

계속적 감염 때문에 눈꺼풀에 흉터(scar)가 있는 환자에서는 Chlamydia
heat shock protein(Hsp−60)에 대한 항체가 발견되나, 감염 후 면역 기
간이 매우 짧아 계속적인 감염이 이루어진다. 잠복기는 5~12일 정도
이며 주로 1~3세 소아에서 계속적인 감염 때문에 발생한다. 눈꺼풀
및 안구 결막에 감염되어 충혈과 부종이 생기며 소포(follicle)가 형성
되었다가 파괴되어 흉터(scar)를 남긴다(Herbert's pit). 위눈꺼풀(upper
eyelid)을 침범하고 각막에 침범하여 작은 미란(erosion)을 형성하고
각막염을 일으킨 후 신생혈관증식(neovasculization) 때문에 판누스
(panus)를 형성한다. 성인에서 봉입체결막염과 임상적 다른 점은 계속
재감염되어 위눈꺼풀이 안쪽으로 파고들어 속눈썹이 각막을 자극하
여 종국에는 실명(blind)에 이를 수가 있는 것이다.

세계보건기구(WHO)에서는 다음 증상 중 두 가지가 있으면 임상적
으로 트라코마로 진단한다. 1) 상검 결막에 lymphoid follicles, 2) 전형
적인 결막 흉터, 3) 혈관 판누스(panus), 4) 소포(follicles) 및 흉터
(Herbert's pits). 또한 임상적 진행 정도를 다음과 같이 시기에 따라 분
류한다. 1) immature follicle, 2) mature follicular disease, 3) active
follicle with scarring, 4) scars and other sequelae without activity.

(3) 진단

C. trachomatis를 결막 상피세포로부터 분리 배양하여 진단할 수가 있으며 균체 배양은 주로 shell vial을 이용한 세포배양을 실시한다. 결막을 면봉으로 문질러 상피세포를 슬라이드에 도말하여 김사염색(Giemsa's stain)을 하든가, C. trachomatis에 특이한 단클론항체(monoclonal antibody, MoAb)를 이용하여 면역형광염색을 하여 직접 검경하여 진단할 수도 있다. 최근에는 핵산 증폭(nucleic acid amplification, NAA) 등의 방법을 많이 사용하고 있다. 트라코마는 혈청 내 항체가가 낮아 혈청학적인 방법은 진단에 도움을 주지 못하고 있다.

(4) 치료 및 예방

예방은 일반적으로 경제적인 생화 수준을 향상시키고, 생활 태도도 바꾸어야 하므로 단기간에 이루어지기는 어렵다. 최근에는 트라코마 퇴치를 위하여 SAFE전략(Surgery to repair damaged lids, Antibiotic treatment, Face washing, Environmental improvement)을 권장하고 있다. 항생제 치료는 azithromycin 1회 사용이 권장되나 값이 비싸 경제적으로 낙후된 지역은 불가능하다. Doxycycline이 장기 투여로 효력이 있으나 임산부나 소아에서는 사용이 제한되어 있다. Macrolide 역시 효력이 있으나 장기 투여하여야 한다. 현재 Chlamydia 유전체를 이용한 백신 개발이 연구되고 있으나 아직까지 임상적 활용이 안 되고 있는 실정이다.

2) 봉입체결막염(Inclusion conjunctivitis)

(1) 신생아 봉입체결막염

신생아에서 봉입체결막염은 출생 후 5~12일 후부터 눈이 충혈 및 부종(edema)이 생기며 화농성의 분비물이 나타난다. 미국의 경우 *C. trachomatis*에 의한 신생아 봉입체결막염이 매년 75,000건이 발생하여 임균에 의한 안질환보다 10배 정도로 많이 발생한다. *C. trachomatis*에 감염된 산모의 30~50%에서 신생아 봉입체결막염이 발생한다. 신생아의 감염 전파는 원래 성기에서 눈으로 전파되나 산과 의사나 간호사의 눈에서도 가끔 발생하는 것으로 보아 손을 통하여 발생할 수도 있다. 눈에서 눈으로 감염은 희귀하나, 종종 감염된 신생아와 가까이 있는 신생아에서도 발생할 수가 있다. 치료를 않는 경우는 염증반응이 심해져 결막 및 각막에 흉터(scar)가 생기고 신생아 폐렴의 원인이 된다. 성인과 달리 소포(follicle)를 형성하지 않아 2~3개월 지나면 저절로 치유되고 여러 가지 약제에 치유가 잘 된다. 이 외에도 비−정형적인 트라코마, 각막염 및 천자형의 각−결막염(punctuate kerato−conjunctivitis) 등이 있다. 미숙아에서 *C. trachomatis*에 의한 눈에 감염률이 특히 높다. 신생아의 경우 김사염색(Giemsa's stain)을 하면 세포 내 봉입체가 붉게 염색되어 쉽게 진단을 할 수가 있다.

(2) 성인 봉입체결막염

성인에서의 봉입체결막염은 소포성(follicular) 결막염으로 부종, 농성분비물, 충혈 등을 호소한다. 감염은 주로 비뇨생식기에 감염된 것이 손을 통하여 눈에 감염된다. 염소 소독이 안 된 수영장에서도 전파될 수 있다. 트라코마와는 다르게 아래눈꺼풀(lower eyelid)에 침범하며, 증상은 소포(follicle)를 형성하여 트라코마와 비슷하나, 각막염, 판누스(panus) 및 흉터(scar) 없이 저절로 치유되나, 가끔 중이염을 동반하는 수도 있다. 그러나 치료를 않고 계속된 감염이 있을 경우는 흉터와 판누스(panus)를 형성하기도 한다. 성인에서 봉입체결막염은 *C. trachomatis* 혈청형 B, Ba, D−K에 의해 발생하며 주로 선행 질환

으로 C. trachomatis에 의한 성매개질환(sexually transmitted disease)이
존재한다. 성생활이 왕성한 젊은 청년층의 부부에서 많이 발생하며,
결막에 심한 충혈 및 화농성의 분비물이 많이 나타난다. 만성 질환인
경우는 각막에도 염증이 생겨 각막에 흉터가 남는 경우도 있다.

국내에서도 결막염(conjunctivitis)을 호소하며 대학병원을 방문한
안과환자(201예) 중 5예(3%)에서 C. trachomatis가 분리 배양되었다.
젊은 성인 부부에서 봉입체결막염이 자주 발견되었으며 분리된 C.
trachomatis 혈청형은 주로 D, E, G였다[최 등, 1991].

3) 호흡기 감염

C. trachomatis는 영아호흡기감염(infant respiratory tract infections)의
주요 원인으로 폐렴으로 입원한 6개월 미만 환아의 20~30%를 차지한
다. C. trachomatis에 감염된 산모로부터 태어난 영아의 10~20%에서
호흡기 감염을 일으킨다. 급성 봉입체결막염을 갖고 있는 영아의
10%에서 폐렴을 일으킨다. 미국의 경우 매년 30,000명의 신생아에서
C. trachomatis에 의한 폐렴이 발생한다. 신생아 폐렴은 주로 3~12주
신생아에서 발생하며, C. trachomatis에 감염된 산모에서 태어난 신생
아에서 C. trachomatis가 눈에 봉입체결막염이나, 질 내에 집락화되어
있다가 종국에는 호흡기에서 발견된다. 증상은 고열이 없는 빠른 호
흡(tachypnea), 불특정 기침, 미만성폐침윤(diffuse infiltration) 등이 있으나
전신적 증상은 없다. 혈청 검사에서 Chlamydia 항체(IgM≥1:32, m−IF)
가 올라가며, 혈액검사에서 호산구증가증(eosinophilia, >300~400/mm^3)과
hyperglobulinemia(주로 IgM)를 나타낸다. 비인강, 기관흡입, 폐 생검
에서 균체를 배양할 수 있다. 치료가 적절치 못하면 만성 세기관지염
(chronic bronchiolitis)이 생긴다. 항생제 투여로 균체 배출을 줄이고,

임상적 증상을 완화시킨다. 봉입체결막염에 걸린 성인도 보통 상기도 감염의 증상이 나타날 수 있으나, 이는 감염된 클라미디아가 코눈물관 (nasolacrimal duct)을 통해 배출되기 때문으로 생각된다. 그러나 폐렴은 면역기능이 정상적인 사람에서는 발생하지 않는다.

4) 비뇨생식기 감염

*C. trachomatis*는 세계보건기구(World Health Organization, WHO)에 의하면 성매개질환(sexually transmitted diseases, STD) 중 제일 많은 원인 균으로 매년 9천만 명(1996)의 새로운 환자가 발생하는 것으로 집계되고 있다. 미국 질병통제센터(Centers for Disease Control and Prevention, CDC) 보고에서도 매년 100만 명 이상이 보고되고 400만 명(1993) 이상이 감염되는 것으로 추산된다. 감염은 연령이 제일 큰 위험인자로 젊고 생활수준이 낮은 집단에서 많이 발생한다.

(1) 요도염(Urethritis)

요도염은 남녀 요도에 감염성 염증증상을 말한다. 요도염(urethritis)의 검사실적 정의는 요 원침 검사에서 백혈구가 10개/HPF 이상, 요도 배농에서 다형 백혈구가 5개/HPF 이상, leukocyte esterase test 양성 등의 소견이 있으면 요도염으로 정의할 수가 있다. 예전에는 임균(*Neisserria gonorrhoeae*) 이외의 모든 감염을 비임균요도염(non-gonococcal urethritis, NGU)이라 명명하였으나, 근자에는 각종 요도염의 원인균 진단이 가능하여져 *C. trachomatis, Mycoplasma, Trichomonas vaginalis, Candida albicans* 등을 직접 진단하여 앞으로는 원인균에 의한 진단명을 직접 사용하는 것이 옳을 것이다. Chlamydia에 의한 비임균요도염은 현재 임균 감염보다 많으며 감염성 또한 높다. 20~30대의 연령에서 주로 많이 발생하나 모든 연령층에서 발생할 수가 있다. *C. trachomatis*에 의한 요도염의 잠복기는 5~14일로 임균 잠복기(2~7일)보다 길다. 임균과 중복 감염될 경우가 많아 임질 치료 후 발생하는 임질 후 요도염(postgonococcal urethritis)의 원인은 대부분 *C. trachomatis*이다. 증상은 주로 배뇨곤란, 배뇨통이 있으며, 농성 또는 비-농성이기도 하다. 치료하면 2~3일 내로 증상이 호전되며 불완전한 치료 시는 재발할 수 있으나 주로 재감염이 많이 있다. *C. trachomatis*는 비임균요도염의 40%를 차지하고 임균 요도염 후 발생하는 요도염의 60%를 차지하였다[최 등, 1982]. 뿐만 아니라 *C. trachomatis*와 임균의 혼합감염(11~30%)이 많이 있었다. 합병증으로는 부고환염(epididymitis)이 생길 수 있으나, 남자에서 *C. trachomatis* 부고환염에 의한 불임은 여성에서 *C. trachomatis* 감염에 의한 불임(infertility)처럼 심각하지는 않다. 나이가 많은 성인에서 부고환염의 원인 균은 대부분 장내세균과(*Ente robacteriaceae*)의 세균이나, 젊은 사람(35세 이하)에서 원인균은 50%가 *C. trachomatis*이다. 젊은 연령층의 여성(10~16세)에서 자주 발생하는 요도증후군(urethral syndrome)은 빈뇨, 요통, 무균성 백혈구요 등의 증상을 나타내며, *C. trachomatis*(60%)에 의한 감염이 있는 경우가 많다.

(2) 자궁경관내막염(Endocervicitis)

여성에서 자궁경관내막염(endocervicitis)의 잠복기는 알 수가 없는데, 이는 자각적 증상의 발현이 확실치 않기 때문이다. 합병증으로 여자에서는 자궁관염(salpingitis), 골반염(pelvic inflammatory disease, PID), 간주위염(perihepatitis) 등을 일으키며, 여성 불임의 중요 원인이 된다. 이 질환은 여성에서 증상이 없는 경우가 많아 본인도 모르는 사이 성행위를 통하여 다른 사람에게 전파된다. *C. trachomatis*가 자궁경부, 요도, 직장 등에서 분리된다. 제왕절개로 분만된 신생아에서도 *C. trachomatis*가 발견되는 것으로 보아 상행성의 전파도 있는 것으로 본다. *C. trachomatis*에 의한 자궁경관내막염(encervicitis)의 70%는 무증상이나, 혈액이 묻은 농성 분비물이 있을 수 있으며, 분비물에는 주로 다형핵백혈구(polymorphonuclear leukocyte)가 많이 관찰된다. *C. trachomatis*에 의한 자궁경관내막염이 있는 산모의 경우 분만 후(2일~6주) 1/3에서 형질세포(plasma cell)가 침윤된 자궁내막염(endometritis)이 관찰된다.

(3) 자궁관염(Salpingitis)

미국의 경우 매년 20만 건 이상의 자궁관염에 의한 불임이 보고되고 있으며 이 중 1/4이 *C. trachomatis*에 의한 것으로 보고되고 있으나 실지로는 이보다 훨씬 많을 것으로 추정된다. 자궁관염의 주 증상은 계속된 체온 상승(>38℃) 및 골반 검사 시 하복부 통증이며, 간혹 생리 기간이 아닌데도 혈액이 비치는 등의 증상이 있을 수 있다. 진단은 복강경으로 자궁관을 생검(biopsy)하여 원인균을 분리할 수가 있다. *C. trachomatis*가 자궁관에 침범하면 불임의 중요 원인이 된다. 첫 번째 자궁관염이 있을 시 13%, 두 번 이상의 감염인 경우 75%의 여성이 불임(infertility)이 될 수가 있다. 합병증으로는 자궁관염에서 *C. trachomatis*가 복막을 타고 올라가 간주위염(perihepatitis, Fitz—Hugh—Curtis syndrome)을 일으킨다. 골반염(PID)을 갖고 있는 여성 환자의 60%에서 혈청학적으로 높은 *C. trachomatis* 항체를 갖고 있으며, 만성 골반통증을 호소하는 여성에서 비—증상의 여성보다 *C. trachomatis*의 발견율이 높다. 유럽에서는 급성 골반염 원인의 60%, 자궁관염(salpingitis)에 의한 불임의 2/3, 자궁외임신(ectopic pregnancy)의 1/3이 Chlamydia에 의한 감염이다. *C. trachomatis*는 융모양막염(chorioamnionitis) 및 산후—자궁내막염(postpartum endometritis)을 일으킬 수 있다.

5) 성병림프육아종(Lymphogranuloma venerum, LGV)

예전에는 성병림프육아종(lymphogranuloma venerum, LGV)을 climatic bubo, tropical bubo, lymphopathia venerum, poradenitis, Durand — Nicholas — Favre disease, Frei's disease, granuloma lymphomatosis 등의 이름으로 사용한 적이 있었다. 성병림프육아종(LGV)은 피하조직과 림프절을 침범하고, 질병 후기에는 심각한 섬유화 조직을 형성하여 유착 및 누공을 형성한다. 원인균은 *C. trachomatis* 혈청형 L1, L2, L3 이며 다른 *C. trachomatis*와 군 — 특이항원(group — specific antigen)을 공유한다. 미세 — 면역형광법(m — IF)에 의해 세 종류의 형 — 특이 항원을 가진 혈청형 L1, L2, L3으로 분류할 수 있다.

(1) 역학

성병림프육아종(LGV)은 성매개질환으로 전 세계적으로 분포하고 있으나, 주로 열대 및 아열대 지방의 경제적으로 낙후된 지역에서 발생한다. 미국에서는 394예(1974), 235예(1994) 보고되어 점차 줄어들고 있는 상태이다. 주로 남동부에 위치한 주 및 항구 도시에서 발생하였다. 주로 해양상인, 군인에서 많이 발생하여 외국에서 유입되는 경우가 많았다. New York, San Francisco, Seattle 등과 같은 큰 도시에서는 동성연애자, 특히 직장염(proctitis)을 갖고 있는 남자에서 발견되었다. 성병림프육아종(LGV)은 2003년까지 선진국에서는 희귀하였으나 2004년 Rotterdam에서 LGV에 의한 직장염 환자가 집단 발생하였으며 이들은 대부분 사람면역결핍바이러스(human immunodeficiency virus, HIV) 양성자이었다. 이후 유럽 각지에서 성병림프육아종(LGV)이 집단 발생하여, 영국(2006)의 경우 327예(96%가 직장염을 동반)가 발생, 프랑스의 경우 784예의 *C. trachomatis* 양성 직장염환자(2002~2007)가 발생하였으며 이 중 71%가 LGV가 원인이었으며 29%가 non-LGV이었다. 한국에서 성병림프육아종(LGV)에 의한 감염이 문헌상 보고된 경우는 없었다.

(2) 임상 증상

감염원은 주로 무증상 여자의 자궁경부(cervix), 무증상 동성애 남자의 직장 점막이다. 남자는 주로 음경(penis)의 귀두(glans)에 원발성 병소가 생기고 때로는 요도, 직장 벽에도 생긴다. 여자의 경우는 대음순 또는 질 벽에 주로 생긴다. 그 외에 손(손가락) 및 혀 등에 나타날 수도 있다. 처음에는 작은 구진(papules), 궤양 및 물집 등의 병소가 생기나, 동통 등의 자각 증상이 없다. 첫 증상은 감염된 지 수 일~수주(7~12일) 사이 통증 없는 궤양이 감염 부위에 생긴다. 첫 병소는 여자 생식기나 직장 등에 생기면 환자는 모르고 지내는 수가 있다. 혈청형 L1-L3은 다른 혈청형의 Chlamydia보다 독성이 강하고 임상 증상도 조직 파괴력이 높을 뿐만 아니라, 세포배양에서도 성장 속도가 빠르다. 일주나 한 달 후에는 주위 림프절에 침입하여 사타구니에 동통과 종창이 생긴다. 질병이 진행되면 농양이 형성되어 외피를 통하여 배출되며, 체온 상승, 권태감, 구역질, 구토 등이 생기며 이때부터는 전신 질환의 증상이 나타난다. 이 질환의 이환율은 질환의 기간에 따라 다르며, 성병림프육아종(LGV)의 이차 병변은 1차 병소가 있은 지 1~6주 후에 주로 서혜부(inguinal)/대퇴부(femoral) 림프절에 침범하여 화농성으로 변하며 촉지 시 파동성(fluctuation)을 나타낸다. 림프절은 자연적으로 파열되고 외부와 연결된 누공(fistulas)을 형성한다. 이렇게 화농성 변화가 있는 림프절을 가래톳(bubo)이라 한다. 가래톳은 주로 남자에서 10배 이상 많이 발생한다. 여성의 경우 질벽과 자궁경부의 병소가 후복막(retroperitoneal)으로 유출되면 맹장염으로 오진하는 수가 있다. 일단 가래톳이 형성되면 체온 상승, 근육통, 두통 등의 전신적 증상을 호소하며, 혈액 내 백혈구 수 증가가 있다. 가래톳은 저절로 가라앉을 수가 있으며, 절대로 외과적 절개 후 유출시켜서는 안 된다. 드물게 만성 림프절염으로 이행되어 협착 및 누공을 형성하는 경우도 있다. 이러한 변화는 급성 성병림프육아종(LGV) 감염 후 5~10년 되면 나타난다. 합병증은 코끼리피부병(elephantiasis), 비뇨생식샛길(urogenital fistula), 직장협착(rectal stricture) 등이 있을 수 있다. 상당히 희귀하기는 하지만 병소가 손에 있을 경우는 겨드랑가래톳(axillary bubo), 구강에 병소가 있으면 아래턱가래톳(submandibular bubo)이 생길 수가 있다. 기타 희귀하게 LGV에 의한 뇌수막염, 관절염, 폐렴 및 결막염 등이 보고된 적이 있다.

(3) 진단

성병림프육아종(LGV) 항원에 지연-과감작(delayed-hypersensitivity)을 이용한 Frei-type skin test와 보체결합(complement-fixation)검사를 사용하여 진단한 적도 있으나, 근자에는 미세-면역형광(micro-immunofluorescence, m-IF)법이 사용되고 있다. 항체가는 1:512(IgG) 이상으로 높게 올라간다. Trachoma biovar에 의한 골반염(pelvic inflammatory disease)이 있는 여성에서도 높은 항체가를 나타내므로 감별진단이 요구된다. 림프절을 흡입하여 세포배양하면 병원체를 분리할 수가 있다.

(4) 치료

항생제 투여가 가능한 한 빨리 이루어져야 한다. Tetracycline 또는 sulfonamide를 3주간 투여하여 치료한다. Erythromycin을 사용하여 치료할 수가 있으나 완전한 평가가 이루어지지는 않았다. Rifampicin을 사용할 수 있으나 쉽게 내성을 나타내므로 주의가 필요하다. 근자에는 azithromycin을 사용하는 추세이다. 치료 후에도 재발이 자주 발생하므로 환자를 일 년간 계속 추적 검사하여야 한다.

6) 기타 질환

(1) Parinaud's oculoglanular conjunctivitis

*C. trachomatis*의 혈청형 성병림프육아종(LGV)이 눈에 감염되어 아래턱 및 목 림프절염을 동반한 ocular lymphogranuloma venerum을 일으킨다.

(2) Reiter's syndrome

*C. trachomatis*에 의한 비임균요도염(non-gonococcal urethritis, NGU)에서 가장 심각한 합병증이 Reiter's syndrome이다. 비뇨기계에 *C. trachomatis*가 감염된 후 요도염, 결막염, 다발성 관절염, 피부병변 등을 동반하는 Reiter's syndrome을 일으킨다. Reiter's syndrome은 남자에서 우세하게 발생한다. 증상은 요도염 후 1~4주에 증상이 나타나며, 관절염은 주로 비대칭이고, 엉덩이(sacroiliac) 관절 또는 하지의 큰 관절에 나타난다. 관절염이 주증상이나 아킬레스힘줄(achilles tendon)이나 발바닥근막(plantar fascia)에 영향을 나타낼 수가 있다[Keat, 1983]. 전형적인 Reiter's syndrome은 눈, 피부, 점막에도 증상이 나타난다. 눈에는 일시적인 경미한 결막염에서 중증의 포도막염(uveitis)까지 있다. 피부 감염은 음경(귀두염, balanitis), 손과 발바닥에 각질피부증(keratoderma)이 생긴다. 점막에는 주로 입천장, 혀 및 구강점막에 적은 궤양이 생긴다. 치료 없이 질환은 치유되기는 하나 재발하는 것이 특징이다. 다른 세균(*Shigella, Salmonella, Yersinia* 등)에 의해서도 이와 같은 증상

이 나타날 수 있으므로 반드시 원인균을 규명하여야 한다. 원인균 분리가 용이하지 않으면 항체 측정으로 진단할 수가 있다. 이때 항체가는 비임균요도염만 있을 때보다 높다. Reiter's syndrome은 조직적합성항원 HLA-B27을 갖고 있는 사람에서 많이 발생한다. *C. trachomatis*가 유발항원(trigger antigen)으로 작용하는 것으로 생각되나, 관절액이나, 관절액 세포에서 *C. trachomatis* 기본체가 발견되고는 한다. Reiter's syndrome은 주로 남자에서 발생하나 Chlamydia 감염이 있는 여자에서도 발생할 수는 있으나 주로 관절에만 발생한다.

(3) Fitz-Hugh-Curtis(FHC) 증후군

*C. trachomatis*에 의한 골반염(pelvic inflammatory infection)을 갖고 있는 여성에서 간주위염(perihepatitis)으로 우상복부 복통을 호소하는 간주위염을 Fitz-Hugh-Curtis(FHC) 증후군이라 한다. FHC 증후군 명명 당시 원인균은 주로 *N. gonorrhoeae*이었으나, 최근 *N. gonorrhoeae*에 의한 골반염은 감소한 반면, *C. trachomatis* 진단기술이 발달하여 *C. trachomatis*에 의한 골반내감염이 대부분 차지하게 되어, 현재는 FHC 증후군의 원인균은 대부분 *C. trachomatis*이다. FHC 증후군의 급성기 환자는 간주위염으로 인해 심한 우상복부 통증을 호소하여 담낭염, 담낭 결석, 급성 늑막염 및 급성 신우신염 등의 질환과 감별 진단을 하여야 한다. FHC 증후군의 확진을 위해서는 급성기에 간피막의 삼출물로부터 *C. trachomatis* 및 *N. gonorrhoeae*원인균을 증명하여야 하나 복강경 수술이나 개복술 같은 침습적인 시술이 필요하다. 그러나 최근 전산화단층촬영술(computed tomography, CT)과 같은 비침습적인 진단 방법으로 간주위염의 특징적인 영상 소견을 발견할 수 있어 진단이 수월하여졌다. 그러므로 골반염 환자에서 *C. trachomatis* 원인균 발견을 위하여 세포배양법, 효소면역법 및 중합효소연쇄반응

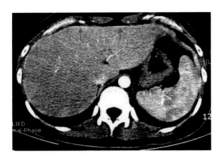

그림 2-1. Fitz-Hugh-Curtis(FHC) 증후군. Arterial phase CT: 간주위염. 간피막에 조영 증강(화살표). 주소: 28세 여성으로 급성 우상복부 동통을 호소. 검사소견: 혈색소 11g/dL, WBC 11,000/㎣, ESR 30㎜/hr, CRP 12.6, 이학적 소견: 자궁경부 moving pain, leukorrhea, 진단: Pelvic inflammatory disease(PID), 배양: 자궁 경부에서 *C. trachomatis* 배양. 항체검사: *C. trachomatis* IgG (1:1024), IgM(1:16).

등의 방법이 있으나 검출률이 낮아 *C. trachomatis*의 항체가 측정이 많이 이용되고 있다. 최 등[최 등, 2008]의 보고에 의하면 응급실로 내원한 젊은 여성(20~30대)이 우상복부에 심한 복통을 호소하는 경우 복부 CT를 촬영하면 간주위염 (perihepatitis)을 나타내는 소견 이 관찰되고, 이때 혈청 내 *C. trachomatis* 항체가가 높게(IgG, 1:512-1:1024) 측정되며, 자궁 경부에서 *C. trachomatis*의 균체

배양이나, PCR를 시행하면 양성이 나오는 경우가 많이 있음을 보고 하였다(그림 2-1).

Doxycycline, clindamycin, gentamycin, ofloxacin, azithromycin 등의 항생제를 사용하면 증상이 호전된다.

(4) 기타

성인의 호흡기에서 non-LGV의 *C. trachomatis*가 발견되고는 하나 *C. pneumoniae*가 아닌가 다시 한 번 확인하여야 한다. 그 외에 *C. trachomatis* 에 의한 심내막염(enocarditis), 심근염(myocarditis), 수막뇌염(meningoencephalitis) 등이 보고되었다. 동성애남자의 직장에서 *C. trachomatis*가 4~8% 분리 되고, 직장염(proctitis)이 있는 경우는 12%까지 발견된다. 성병림프육 아종(LGV) biovar에 의한 감염은 trachoma biovar 감염보다 증상이 중증 이다[Bebear 등, 2009]. 최근에는 *C. trachomatis*에 의한 유산(miscarriage)에

대하여서도 많은 연구가 진행되고 있다[Baud 등, 2010].

5. 검사실 진단

C. trachomatis 진단에 여러 가지 방법이 사용될 수 있다(표 2-1). 오랫동안 세포배양법이 표준검사(golden method)로 인정받아 왔으나, 근자에는 검체 내에 항원 검사를 위한 직접형광면역분석법(direct fluorescence immunoassay, DFA), 효소면역분석법(enzyme immunoassay, EIA), 핵산검출법(nucleic acid detection)이 상용화되어 있다. Direct DNA hybridization법의 민감도와 특이도는 직접형광면역분석법(DFA), 효소면역분석법(EIA)과 비슷하다.

표 2-1. C. trachomatis 감염 부위별 진단방법

감염 부위	DIF	Giemsa	Culture	m-IF	CF	PCR
눈	++	++	++	-	-	+++
요도	++	-	++	-	-	+++
소변	-	-	+	-	-	++
자궁경관	++	-	++	-	-	+++
FHC syndrome	+	-	+	++	-	+++
림프절	-	-	++	++	++	+++
나팔관	-	-	++	++	-	+++
호흡기	-	-	+	++	-	+++

약자 설명. FHC syndrome: Fitz-Hugh-Curtis syndrome, DIF: Direct immunofluorescence stain with monoclonal antibody, Giemsa: Giemsa's stain, m-IF: micro-immunofluorescence test for Chlamydia antibody, CF: complement fixation test, PCR: polymerase chain reaction. -: 사용안함, +: 사용할 수는 있음, ++: 보통 사용, +++: 많이 사용.

핵산증폭 검사가 제일 예민하여 중합효소연쇄반응(polymerase chain reaction, PCR) 및 연결효소연쇄반응(ligase chain reaction, LCR)이 많이 사용된다. C. trachomatis 진단에 있어서 현재 상용화된 핵산증폭은

플라스미드(cryptic plasmid)의 특정 부위를 증폭하는 경우가 많다. 이는 한 개의 기본체(EB)에 7~10개의 플라스미드가 있어 염색체 유전자를 이용한 DNA 증폭보다 민감도가 높다. 그러므로 앞으로는 핵산증폭(NAA)이 세포배양법과 함께 표준방법으로 사용되어야 할 것이다. 그 밖에 핵산증폭 방법으로 전사매개증폭(transcription-mediated amplification, TMA)이 있으며, rRNA를 직접 증폭할 수도 있다. 핵산증폭(NAA)이 예민도 면에서는 세포배양보다 20~30% 높으나, 검체 내에 방해물질(inhibitor) 때문에 민감도가 100%에 이르지는 못한다. 유병률이 낮은 집단에서는 첫 소변(fist voiding urine, FVU)이나 질(vagina), 음문(vulva), 요도구멍(introitus)에서 검체를 동시에 채취하여 핵산증폭을 실시하면 검출률을 높일 수 있다. 특히 핵산증폭 방법의 검사비용이 고가이기 때문에 여러 명의 소변을 섞어서(multiple pooling urine) 검사하는 것도 경제적인 면에서 사용할 만하다.

저자의 연구에서도, 임상검체(504예)에서 *C. trachomatis* 배양과 더불어 *omp*A 유전자와 cryptic plasmid를 동시에 DNA를 증폭하였다. 이 중 배양 양성은 3예, 핵산 증폭은 15예에서 양성으로 핵산증폭(nucleic acid amplification, NAA)이 더 예민하였다. 뿐만 아니라 504 검체 중 *omp*A 유전자는 13예, cryptic plasmid는 15예가 증폭되어 cryptic plasmid를 증폭하는 것이 더 예민한 것으로 나타났다[이 등, 1999].

Chlamydia 항체검사는 일정 간격(3주)을 두고 두 번 혈액을 채취하여 항체가의 4배 이상 상승이 있는 것을 확인하여야 하는 불편 때문에 환자 치료에는 도움이 되지를 못한다. 일반적으로 혈청학적인 검사는 배경 역가(background titer) 때문에 역학적인 조사 이외에는 하부 비뇨기 및 생식기 감염의 진단에는 사용하지 않는다. Chlamydia에 의한 폐렴, 성병림프육아종, 자궁외 임신, 골반염, 부고환염 등에서는 높은 역가의 항체가(IgG≥1:512)를 나타낸다. 특히 영아 폐렴은 IgM

의 증가가 있어 진단에 유용하다. 유산(miscarriage) 환자의 혈청에서
도 Chlamydia 항체가 정상인보다 높게 나타난다[Baud 등, 2011].

국내에서도 불임(infertility) 환자의 혈청 내 *C. trachomatis* 항체 검
사에서 IgG(≥1:32) 항체 보유율은 70%, 고항체가(IgG≥1:512)는 5.7%,
IgM(≥1:16)은 7.5%로 건강한 정상군의 항체가(IgG≥1:32, 25%; IgG
≥1:512, 0.3%; IgM≥1:16, 1.5%)보다 높게 측정되었다[김 등, 1999].

남자의 요도에서 검체를 채취하는 경우 먼저 요도 입구에 있는 농
성 검체는 임균을 비롯한 일반 세균 검사를 하고, 다른 면봉을 요도
3~4Cm까지 넣고 돌려서 상피세포가 함께 채취되도록 한다. 최근에는
Chlamydia 핵산을 증폭하는 경우 민감도가 높아 소변 검체를 사용하여
진단할 수가 있다. 이때 조심할 것은 검체 채취 전 소변을 2~3시간 이
상 참은 후 첫 소변을 받아 가능한 한 요도의 상피세포가 많이 채취되
게 하여야 한다. 여자는 주로 자궁경부에서 검체를 채취하는데 자궁경
부 입구의 과도한 삼출액은 임균 및 일반 세균배양을 위하여 사용하고,
다른 면봉을 사용하여 편평상피가 원주상피로 이행되는 부위(squamous
−columnar junction)를 통과하여 원주상피세포(columnar epithelium)가
채취되도록 검체를 채취하면 검출률을 높일 수가 있다. 면봉보다는 세
포 검사할 때 사용하는 검체 채취 솔(brush)을 사용하면 많은 세포를
채취할 수 있으나 검체 채취 시 출혈 때문에 핵산증폭검사(nucleic acid
amplification, NAA)에서 위음성을 나타내는 경우가 있다. 일반적으로
검체를 자궁경관에서만 채취하는 경향이 있는데 요도 부위의 검체도
함께 채취하여 검체를 혼합하여 검사하면 경제적이며 효율적이다. 가
임 여성의 경우 산전관리 검사의 하나로 Chlamydia 검사를 소변으로
통상검사를 하면 산모뿐만 아니라 신생아에서도 Chlamydia 감염을 예
방할 수가 있다. 뿐만 아니라 성적 활동이 활발한 젊은 층의 집단검사
는 소변으로 Chlamydia 핵산을 증폭하는 것이 바람직하다.

6. 치료 및 예방

Tetracyclines와 macrolides 계통의 약제가 주로 많이 사용되어 왔다. Tetracycline hydrochloride 500mg(하루 4번)를 7일간 또는 doxycycline 100mg(하루 두 번)을 7일간 투여한다. 대체 약으로는 erythromycin 500mg (하루 두 번)을 14일간 투여하거나, azithromycin 1g를 1회 투여한다. Fluorin ated quinolone은 ofloxacin(400mg, 1회 7일 투여)을 투여하여 치료한다. 산 모에게서는 tetracycline과 sulfonamide는 사용하지 않고 erythromycin을 투여 하거나 amoxacillin(500mg, 하루 세 번)을 7일간 사용한다. 신생아에서 임 균을 예방하기 위하여 사용하는 silver nitrate 점적은 Chlamydia 예방에는 소용이 없고, erythromycin이나 tetracycline을 눈에 국소 점적하여 Chlamydia 감염을 감소시킬 수는 있으나 완전 예방이 되지는 않는다. 소 아에서 Chlamydia 감염은 erythromycin(30~50mg/kg/day, 3주)을 사용한 다. 성병림프육아종은 doxycycline으로 3주간 치료하고, 산모나 doxycycline에 부작용이 있는 환자는 erythromycin을 사용한다. 성관계에 의한 Chlamydia 감염은 반드시 성관계자도 함께 치료받아야 한다 [CDC, 2010].

*C. trachomatis*에 대한 항균제 최소억제농도(minimum inhibitory concentration, MIC)는 erythromycin은 0.01~0.15µg/mL, doxycycline은 0.01~0.04 µg/mL, tetracycline은 0.01~0.15µg/mL로 아직까지 내성 균주의 출현이 없으나, ciprofloxacin은 0.3~2.5µg/mL(MIC$_{90}$, 1.2µg/mL), ofloxacin은 0.15~0.6 µg/mL(MIC$_{90}$, 0.6µg/mL)로 *C. trachomatis*에 대한 내성 균주가 있는 것 으로 나타났다[안 등, 1996; 최 등, 1992]. *C. suis*는 유전자 수평 이동 (horizontal gene transfer)에 의하여 tetracycline에 대한 내성균주가 이 미 발생되었다[Dugan 등, 2004].

클라미디아 감염이 만연되어 있고 공중 위생시설이 좋지 않은 곳에서는 항생제 사용만으로 개개인만 치료한다는 것은 큰 의미가 없다. 클라미디아가 유행하는 지역은 전체적으로 위생 시설을 향상시키고, 개인 위생에 대한 교육을 실시하여야 한다. 특히 손을 통한 감염을 예방하기 위하여 손 위생을 철저히 하여야 한다. Chlamydia 감염이 만연된 지역에서는 수건 사용을 지양하고 1회용 종이 수건 사용을 적극 권하여야 한다. 트라코마는 위눈꺼풀이 안쪽으로 들어와 각막을 자극할 경우는 외과적 치료를 하여 실명의 원인을 제거하여 준다.

성매개질환인 경우는 문란한 성관계를 하지 말아야 하며, 필요시는 반드시 콘돔을 사용하여 성매개질환의 전파를 막아야 한다. *C. trachomatis*에 의한 감염을 조기에 정확히 진단하는 것이 질환을 치료하고 합병증을 예방하여 막대한 비용 부담을 줄일 뿐만 아니라, 불임(infertility) 등에 의한 사회적 문제를 해결할 수 있는 최선의 방법이다.

미국 질병통제센터[CDC, 2011] 보고에 의하면 미국에서 Chlamydia에 의한 불임 때문에 지불되는 직접적 의료 경비가 매년 7억 달러(약 9천억 원)로 추산된다고 한 것을 보면 국내에서도 엄청난 의료비가 지불될 것으로 생각된다. 미국의 경우 국가적인 사업(2003~2007)으로 Chlamydia를 조기 진단하고 성 접촉자까지 적극적인 검사를 유도하여 여자의 경우 19%, 남자는 8% Chlamydia 감염자가 감소하였으며, 골반염(PID)의 경우 25% 감소한 것으로 나타났다. 미국 질병통제센터(CDC)의 경우 국가 의료기관뿐만 아니라 사설 의료기관에서도 국민들을 위하여 Chlamydia에 대한 교육, 홍보 및 안전한 성교육을 시킬 것을 강조하고, 특히 성 접촉자(sex partners)를 신속히 불러 치료하는 BYOP(bring your own partner)와 EPT(expedited partner therapy)라는 전략을 적극 권하여 재감염을 감소시키고 있다[CDC, 2011].

참고문헌

김선의, 최태열, 김신경, 김경숙. *Chlamydia trachomatis* 감염의 혈청학적 진단. 대한임상병리학회지 19: 522 – 8, 1999.

안정열, 최효선, 최태열. *Chlamydia trachomatis*에 대한 erythromycin, doxycycline 및 tetracycline의 항균력 측정. 대한임상병리학회지 16: 373 – 82, 1996.

이소영, 오재혁, 장진숙, 김대근, 김덕언, 최태열. 이중 중합효소연쇄반응을 이용한 *Chlamydia trachomatis* 검출. 임상병리와 정도관리 21: 295 – 9, 1999.

질병관리본부. 클라미디아 유병률 조사에 관한 연구, 2006

질병관리본부. 제1차 일반인구집단의 성병 유병률 조사, 2007.

질병관리본부. 2007 성병관리지침, 2007.

최태열, 강정옥, 정성노, 안유헌. Fitz – Hugh – Curtis 증후군에서 *Chlamydia trachomatis* 항체. 대한진단검사의학회지 28: 293 – 8, 2008.

최태열, 김춘원, 김중환. 비임균성요도염 환자에서 *Chlamydia trachomatis* 검출 방법에 관한 연구. 대한미생물학회지 21: 393 – 7, 1986.

최태열, 손향은, 김상경, 김춘원. McCoy 세포배양법으로 분리된 *Chlamydia trachomatis* 60예 분석. 대한성병학회지 1: 51 – 6, 1991.

최태열, 우영남, 김동한. Erythromycin, doxycycline, pipemidic acid 및 enoxacine 의 *C. trachomatis*에 대한 항균력 측정. 감염 24: 99 – 105, 1992.

Baud D, Goy G, Jaton K, Osterheld MC, Blumer S, Borel N, et al. Role of *Chlamydia trachomatis* in miscarriage. EID 17: 1630 – 5, 2011.

Bebear C, de Barbeyrac B. Genital *Chlamydia trachomatis* infection. Clin Microbiol Infect 15: 4 – 10, 2009.

CDC. Sexually transmitted diseases treatment guidelines, MMWR 59(No RR – 12), 2010.

CDC. CDC: Grand round. Chlamydia prevention. Challenges and strategies for reducing disease burden and sequelae. MMWR 60: 370 – 3, 2011.

Dugan J, Rockey DD, Jones L, Andersen AA. Tetracycline resistance in *Chlamydia suis* mediated by genomic islands inserted into the chlamydial inv – likegene. Antimicrob agents Chemother 48: 3989 – 95, 2004.

Grayston JT and Whang SP. The potential for vaccine against infection of the genital tract with *Chlamydia trachomatis*. Sex Transm Dis 5: 73 – 7, 1978.

Keat A. Reiter's syndrome and reactive arthritis in perspective. N Engl J Med 309: 1606 – 15, 1983.

Starnbach MN, Bevan MJ, and Lampe MF. Protective cytotoxic T lymphocytes are induced during murine infection with *Chlamydia trachomatis*. J Immunol 153: 5183 – 9, 1994.

Stephen RS. Chlamydia, intracellular biology, pathogenesis, and immunology. ASM press, Washington D.C., 1999.

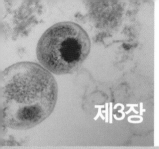

제3장 폐렴 클라미디아
(*Chlamydophila pneumoniae*)

*Chlamydophila pneumoniae*는 전 세계적으로 매우 흔한 호흡기 감염을 일으키는 병원체다. 혈청학적으로 학동기 아이들부터 감염이 증가되기 시작하여 성인에 이르면 70~80%의 감염을 나타낸다. 주된 감염은 지역사회획득폐렴(community acquired pneumonia), 기관지염(bronchitis), 세기관지염(bronchiolitis), 부비동염(sinusitis), 천식 등의 질환을 일으키며, 근자에는 죽상경화증(atherosclerosis), 심장동맥병(coronary artery disease), 뇌졸중(stroke) 등과도 연관성이 증명되고 있다. *C. pneumoniae* 핵산이 다발경화증(multiple sclerosis) 환자의 뇌척수액, 알츠하이머병(Alzheimer's disease) 환자들의 사후 뇌 조직에서 발견되고 있어 앞으로 계속 연구하여야 할 분야이다.

1. 미생물학적 특성

*Chlamydophila pneumoniae*는 지역사회에서 비정형적인 폐렴을 일으키는 질환으로 처음에는 TWAR(Taiwan acute respiratory)로 명명되

었다. 이는 Taiwan에서 트라코마 연구 도중 감염된 사례(TW-183)와 미국에 거주하는 Argentina 학생에서 분리된 사례(AR-39) 때문에 붙여진 검사실적 이름이었으나, 그 후 *Chlamydia pneumoniae*로 정식 명명되었다[Grayston 등, 1989]. 그 후 새로운 명명법에 의하여 *Chlamydophila pneumoniae*로 재분류되었다[Everett 등, 1999].

*C. pneumoniae*의 형태학적 특징 및 발달사(developmental cycle)는 *C. trachomatis*와 유사하다. 전자현미경 소견에서 *C. pneumoniae*는 세포질(cytoplasm)이 둥글지 않고 서양배(pear) 모양으로 한쪽이 불룩하게 돌출되어 있으며, 핵물질 안에 전자 밀도가 높은 소체(mini-body)가 여러 개(1~20) 관찰된다(그림 1-1).

유전학적으로는 *C. pneumoniae*는 플라스미드가 없어 분자생물학적 진단 시 염색체 DNA나 RNA를 표적(target)으로 하여야 한다. *C. pneumoniae*는 세포배양에서 McCoy 세포보다 HeLa-229 세포에서 보다 잘 배양된다. 발달사(developmental cycle) 중 봉입체(inclusion body)를 형성하나 글리코겐(glycogen)과 유사한 물질이 분비되지 않아 요오드염색(iodine stain)으로는 진단하기가 힘들고, 김사염색(Giemsa's stain)에서는 적자색의 봉입체를 관찰할 수가 있다. 봉입체는 *C. trachomatis*의 봉입체보다 작으나 세포 내 감염 시간을 연장하면(≥72시간) 여러 개(2~10)가 쌍, 포도송이, 사슬 모양으로 감염세포의 세포질에서 관찰된다(그림 3-1).

*C. pneumoniae*도 자체 ATP를 생산 못하고 숙주세포의 ATP에 의존한다. Sulfonamide

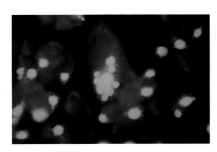

그림 3-1. HeLa-229 세포배양 72시간 후 *C. pneumoniae* 단클론항체(MoAb)로 간접면역형광염색. 다수의 봉입체가 형성된 세포도 있음(400X).

에 저항성인 것은 *C. psittaci*와 유사하다. *C. pneumoniae*의 주 면역항원
은 *C. trachomatis*와 달리 주로 98, 60, 53KDa의 주외막단백(major
outer membrane protein, MOMP)과 관련이 있고, 40KDa 주외막단백
(MOMP)은 비교적 열성면역의 항원(immunorecessive antigen)이다[Iijima
등, 1994].

*C. pneumoniae*는 여러 종류의 세포(vascular endothelial cells, smooth
muscle cells, alveolar epithelial cells, fibroblast, mononuclear cells, T-cells,
dendritic cells 및 neuronal glia cells)에 침범하여 감염성 chemokine과
cytokine의 출현을 증가시킨다. 특히 vascular endothelial cell과 smooth
muscle cell은 *C. pneumoniae*에 잘 침범되어 전단계-죽상경화증(pro
-atherosclerotic) 및 전단계-증식 표현형(pro-proliferative phenotype)
으로 변형된다. 특히 chlamydial heat shock protein 60(Hsp60)이 혈관근
육(vascular smooth muscle)의 증식을 유도한다. *C. pneumoniae*는 세포
에 침범 후 비-용해소체공포(non-lysosomal vacuole) 형태의 봉입체
를 형성하여 인체 방어기전을 회피하고, 외부로부터의 항생제 투여에
저항하기 때문에 임상 증상이 만성의 양상을 나타낸다[Kern 등, 2009].

2. 역학

*C. pneumoniae*는 전 세계적으로 분포되어 있으며, 성인의 70~80%에서
항체를 가지고 있다. 학동기 전후(6~8세)를 시작으로 항체 보유율이 증
가하기 시작하여, 청장년기까지 계속 항체 보유율이 증가하여 청장년층
이후는 70~80%의 항체 보유율을 나타낸다. 이 균의 감염은 유행성이거
나 토착성이며, 공기를 통하여 사람에서 사람으로 전파되며, 집단 감염
은 군 신병 훈련소나, 탁아소 및 노인정 등에서 간혹 발생한다.

국내에서는 *C. pneumoniae*의 항체 보유율이 신생아의 경우 산모로

부터 전달된 IgG가 50%로 높은 양성률을 나타내다가 5세까지는 서서히 감소하여 11%까지 낮아진다. 그 후부터는 다시 증가하기 시작하여 20대~30대에는 산모의 양성률과 비슷한 50%대로 항체가가 증가하고, 그 이후에도 항체 양성률은 계속 증가하여 60대 이상에서는 80%가 된다(그림 3-2). 감염 후 혈청 내 항체가는 대개 3~5년이면 낮아지는데 나이가 고령화될수록 계속 항체 보유율이 높은 이유는 C. pneumoniae의 계속적 감염에 의한 것으로 생각된다. 국내 연구 결과에서도 현증 감염은 폐렴에서 12%, 기관지염에서 4%, 인후염에서 4% 정도 혈청 검사(m-IF)에서 진단되었다[Choi 등, 1998].

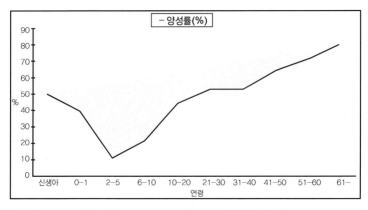

그림 3-2. 건강한 한국인에서 연령에 따른 혈청 내 C. pneumoniae 항체 양성률(IgG≥32).

3. 임상질환

1) 폐질환

C. pneumoniae는 혈청학적검사에서 지역사회획득폐렴(community

acquired pneumonia) 원인의 6~20%를 차지하며, 천식에서는 *C. pneumoniae*가 4.5~25% 발견된다. *C. pneumoniae*는 사람만을 숙주로 하며 공기전파로 호흡기에 감염되어 폐렴, 기관지염, 인후두염, 부비동염 등 호흡기 질환을 일으킨다. 주로 공기를 통하여 사람에서 사람으로 전파되어 밀집된 생활을 하는 집단에서 발생한다. *C. pneumoniae*에 의한 감염의 임상 증세는 대부분이 불현성 감염이 많으며, 일반적으로 임상증상이 약하지만 환자에 따라 때로는 심한 증상을 나타내기도 한다. 상기도나 하부기도에 감염되어 일반적인 호흡기 증상을 나타내거나, 인후두염, 부비동염, 중이염, 폐렴 등을 일으킨다. *C. pneumoniae*는 기관지염 및 급성 천식을 악화시키며, heat shock protein-60이 기관지 조직(epithelium, endothelium, monocytic-macrophage, smooth muscle cells)에 cytokine을 분비하여 염증을 악화시킨다. 특히 만성폐쇄폐질환(chronic obstructive pulmonary disease, COPD)에서 *C. pneumoniae*는 상피세포에 독성 작용을 나타내어 섬모 기능을 감소시킨다.

2) 죽상경화증(Atherosclerosis)

*C. pneumoniae*는 최근 죽상경화증 및 심장동맥 질환의 중요한 원인체로 연구되고 있다. *C. pneumoniae*가 죽상경화증(atherosclerosis)과 관련이 있다는 사실은 다음과 같은 과학적 사실에 의하여 증명되고 있다[Danesh 등, 1997]. 1) 심장 질환을 갖고 있는 환자들에서 *C. pneumoniae*의 항체가 높은 비율로 나타난다. 2) 병리학적으로 혈관의 죽상경화증 조직에서 *C. pneumoniae*의 핵산, 항원 및 기본체가 발견되고 있다. 3) 최근 심장 질환이 있었던 환자에게 항생제를 투여하면 항생제 투여가 없던 환자 군보다 재발이 감소된다. 4) 동물 실험에서 *C. pneumoniae*로 호흡기 감염을 시키면 균체(기본체 및 망상체)가 대

동맥, 죽상경화증 혈관에서 발견된다.

국내 보고에서도 심장동맥, 경동맥, 뇌동맥에 협착이 있는 경우 죽상경화증 혈관의 내피에 있는 섬유화지질(fibrolipid)에서 *C. pneumoniae*의 기본체와 망상체가 침착된 것을 단클론항체(MoAb)를 이용한 면역조직학적 연구에서 증명하였다[김 등, 2000]. *C. pneumoniae*가 혈관조직에서 발견되는 경우는 일반인에 비하여 동맥경화에 걸릴 확률이 10배 정도 높은 위험도가 있다는 보고도 있다. *C. pneumoniae*는 폐가 1차 감염기관으로 심장의 혈관으로 균이 전파되므로 *C. pneumoniae*가 심혈관질환의 위험인자로 생각되나, *C. trachomatis*나, *C. psittaci*는 동맥경화증을 거의 일으키지 않는 것으로 알려져 있다. 국내 연구에서도 *C. pneumoniae*의 혈청학적인 검사결과(m-IF)가 1:128 이상의 고역가군에서는 심장동맥질환과 연관성이 있다는 것을 밝혀내었다[이 등, 1999]. *C. pneumoniae*와 심장동맥질환과의 역학 관계는, 심장질환이 있는 환자들의 혈액에서 *C. pneumoniae*의 DNA가 발견되고[Boman 등, 1998], 청소세포의 수용체(scavenger receptor)의 변화에 의하여 큰포식세포(macrophage)의 지질(lipid)에서 자주 발견된다[Kalayoglu 등, 1998].

3) 다발경화증(Multiple sclerosis, MS)

C. pneumoniae DNA가 다발경화증(multiple sclerosis) 환자의 뇌척수액에서 자주 발견되고 있다. *C. pneumoniae*가 중추신경계통(central nervous system)에서 만성적 염증 자극(chronic inflammatory stimulation)을 촉진하여, 이미 형성된 염증이나 말이집탈락과정(demyelinating processes)의 보조인자(cofactor)로 작용한다는 가설이 있다.

4) 알츠하이머병(Alzheimer's disease, AD)

알츠하이머병 환자들의 사후 뇌조직의 별아교세포(astrocytes), 미세아교세포(microglia), 신경세포(neuron)에서 *C. pneumoniae*가 많이 발견되고 있으며, doxycycline과 rifampicin 항생제 치료에서 알츠하이머병 환자의 인지능력 감소를 지연시킨다는 연구 결과도 있다. 그러나 앞으로 이 분야는 더욱 연구되어야 할 것으로 생각된다.

4. 검사실 진단

대부분의 *Chlamydophila pneumoniae* 감염은 무증상이거나 경미하며, 다른 원인체에 의한 감염의 증상과 감별이 되지 않는다. 그러나 *C. pneumoniae*에 감염된 환자에게는 선택된 항생제를 치료하여야 하고, 집단발생(outbreak)을 일으킬 수 있으므로 정확한 진단이 필요하다. *C. pneumoniae* 진단은 원인체의 배양(culture), 중합효소연쇄반응(polymerase chain reaction, PCR)을 이용한 원인체의 DNA 증명, 혈청의 IgM 항체 측정 및 IgG 항체가의 4배 증가를 증명하여 진단할 수 있다.

*C. pneumoniae*의 세포배양 진단은 종-특이 단클론항체를 이용한 면역형광염색법으로 배양 후 봉입체를 염색할 수가 있다. 봉입체에는 글리코겐이 없어 요오드염색(iodine stain)으로는 염색이 되지 않고 김사염색(Giemsa's stain)을 하여야 적자색의 봉입체를 관찰할 수가 있다. HeLa-229, Hep-2 세포에 이 균을 배양하면 2~3일 후에 봉입체를 관찰할 수 있으며, 난황낭(yolk sack)에서도 배양이 가능하다. 객담 및 코인두(nasopharyngeal) 및 인후(throat)에서 검체를 채취할 수 있고, 코인두흡입법(nasopharyngeal aspiration), 양치질물(gargled water) 등의

검체를 채취하여 배양할 수 있으나 상기도 정상균총의 오염도가 높아 세균 오염이 많다. 검체가 혈액인 경우는 말초혈액단핵구(peripheral blood mononuclear cell, PBMC)를 이용한 핵산증폭방법(nucleic acid amplification, NAA)이 적합하다.

처음에는 *C. pneumoniae*의 속 − 특이성(genus − specific)의 지질다당질(lipolysaccharide)에 대한 항체를 측정하는 recombinant ELISA(rELISA)를 사용하고 있으나 민감도는 높으나 특이도가 낮아 근자에는 *C. pneumoniae*에 특이한 단클론항체를 이용한 효소면역분석법(enzyme immunoassay)이 민감도 및 특이도가 높아 많이 사용되고 있다. 미세 − 면역형광법(m − IF)은 아직까지 상품화된 제품은 없으나 많은 검사실에서 고전적으로 많이 사용되는 방법이다. 감염 초기와 회복기에 두 번 검사하여 항체가가 4배 이상 증가하는 것을 진단 기준으로 하고 있으나, m − IF법에서 한번 검사한 IgG 항체가 1:512 이상 또는 IgM 항체가 1:16 이상이면 현증(recent infection)으로 진단하고, IgG 항체가 1:16 이상 1:256 이하는 과거 감염(past infection)으로 해석한다. *C. pneumoniae* 항체는 감염 후 2~3주경에 IgM 항체가 나타나고, 6~8주 후에 IgG 항체가 나타난다. 재감염의 경우는 주로 IgG 항체가가 급속히 증가하여 진단에 사용한다. 임상에서 penicillin과 cephalosporin 제재에 치료되지 않는 폐렴환자 혈청검사에서 *C. pneumoniae*의 IgG 및 IgM의 고 − 항체가를 나타내는 경우가 있어 진단에 유용하게 사용된다.

검체에서 직접 *C. pneumoniae*의 DNA를 PCR 방법으로 검출할 경우 항체 생성 전(3주 정도)에 양성으로 나타나는 장점이 있으나, 항체가 생성되어 검체에서 *C. pneumoniae* DNA가 제거 후(수일~수개월)에는 음성으로 나타날 수가 있다. 검사의 민감도는 낮으나(68%) 특이도가 높아(93%) 검사 방법의 선택 및 검사 결과의 해석에 주의가 필요하다. 최근에는 *ompA* 유전자의 중합효소연쇄반응을 이용한 분자생물학적 방법을 일반 검사실에서 쉽게 사용할 수 있다. *C. pneumoniae*에 의한 급성호흡기감염의 진단은 코인후면봉법(nasopharyngeal swabbing)으로 검체를 채취하여 DNA 증폭방법(NAA)을 실시하고, 혈청 항체가 측정을 권장한다[Hvidsten 등, 2009].

5. 치료 및 예방

Tetracycline, erythromycin이 치료약제이나 2주간 오래 사용하여야 한다. Macrolide 중에는 clarithromycin, azithromycin이 *C. pneumoniae*에 강력한 항균 작용이 있다. 최근에는 혈중 농도가 오래 지속되는 macrolide 제재인 azithromycin을 단기간(1회 요법)을 사용하여 치료할 수가 있다. 그러나 만성적인 Chlamydia 감염에는 macrolide 제재, ketolides와 fluoroquinolone의 복합요법이 장기간(6주) 사용되기도 한다. 일부 fluoroquinolone(levofloxacin) 제재는 ofloxacin이나 ciprofloxacin보다 감수성이 좋다. Ampicillin, penicillin, cephalosporine 등의 항생제는 Chlamydia의 생존에는 영향을 미치지는 않으나 감염력을 감소시키며 sulfonamide는 내성이다.

참고문헌

김선주, 김윤정, 맹국영, 박철근, 최태열. 죽상경화조직에서 면역화학염색법을 이용한 *Chlamydia pneumoniae* 검출. 대한임상병리학회지 20: 41 – 7, 2000.

이제, 김정현, 최태열, 최정혜, 신진호, 이재웅 외 다수. 관상동맥질환과 만성 클라미디아 폐렴균 감염과의 관계. 순환기 29: 1076 – 81, 1999.

Boman J, Soderberg S, Forsberg J, Birgander LS, Allard A, Persson K, et al. High prevalence of *Chlamydia pneumoniae* DNA in peripheral blood mononuclear cells in patients with cardiovascular disease and in middle – aged blood donors. J Infect Dis 178: 274 – 7, 1998.

Choi, TY, Kim DU, Kim SK, Kang JO, Park SS, Jing SN. Prevalence of specific antibodies to *Chlamydia pneumoniae* in Korea. J Clin Microbiol 36: 3426 – 8, 1998.

Danesh J, Collins R, Peto R. Chronic infections and coronary heart disease: is there a link?. Lacet 350: 430 – 6, 1997.

Everett KD, Bush RM, Andersen AA. Emended description of the order Chlamydiales, proposal of Parachlamydiaceae fam. nov. and Simkaniaceae fam. nov., each containing one monotypic genus, revised taxonomy of the family Chlamydiaceae, including a new genus and five new species, and standards for the identification of organisms. Int J Syst Bacteriol 49: 415 – 50, 1999.

Grayston JT, Wang SP, Kuo CC, Campbell LA. Current knowledge on *Chlamydia pneumoniae*, strain TWAR, an important cause of pneumonia and other acute respiratory diseases. Eur J Clin Microbiol Infect Dis 8: 191 – 202, 1989.

Hvidsten D, Halvorsen DS, Berdal BP, Gutteberg TJ. *Chlamydophila pneumoniae* diagnostics: importance of methodology in relation to timing of sampling. CMI 15: 42 – 9, 2009.

Iijima Y, Miyashita N, Kishimoto T, Kanamoto Y, Soejima R, Matsumoto A.

Characterization of *Chlamydia pneumoniae* species – specific proteins immunodominant in humans. J Clin Microbiol 32: 583 – 8, 1994.

Kalayoglu MV and Byrne GI. Induction of macrophage foam cell formation by *Chlamydia pneumoniae*. J Infect Dis 177: 725 – 9, 1998.

Kern JM, Maass V, Maass M. Molecular pathogenesis of chronic *Chlamydia pneumoniae* infection: a brief overview. Clin Microbiol Infect 15: 36 – 41, 2009.

Kuo CC, Shor A, Campbell LA, Fukushi H, Patton DL, Grayston JT. Demonstration of *Chlamydia pneumoniae* in atherosclerotic lesion of coronary arteries. J Infect Dis 167: 841 – 9, 1993.

Stephen RS. Chlamydia, intracellular biology, pathogenesis, and immunology. ASM press, Washington D.C., 1999.

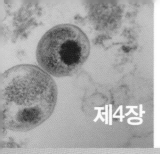

제4장 앵무새병 클라미디아
(*Chlamydophila psittaci*)

*Chlamydophila psittaci*는 사람에서는 드물지만 자연계의 조류와 포유류에 광범위하게 분포하며, 앵무새병(psittacosis), 비둘기병(ornithosis), 수막폐렴(meningopneumonitis), 고양이폐렴(feline pneumonitis) 등을 일으킨다. 이 병은 앵무새 과의 조류나 비둘기, 닭, 오리, 거위 등의 사육조류와 기타 야생 조류로부터 사람에게 옮겨진다. 조류에 감염되면 병원체가 장 배설물과 함께 배설되어 공기 중으로 쉽게 전파된다. *C. psittaci* 역시 가축에서도 발견되어 동물들의 유산을 일으킨다. 감염된 가축으로부터 균체가 사람에게로 전파될 수는 있으나 흔하지는 않다. 현재 의사 및 수의사들이 이 질병에 대한 인식이 낮고 임상 증상이 다양하여 발견율이 낮은 상황이다.

1. 미생물학적 특성

Everett 등[Everett 등, 1997; Everett 등, 1999]이 *Chlamydiaceae*의 분류를 16S, 23S rRNA 유전자분석, 표현형(phenotype), 형태학(morphology),

유전정보(DNA-DNA hybridization)에 따라 재분류하였다. *Chlamydiaceae*에 *Chlamydia*와 *Chlamydophila*의 두 가지 속(屬, genus)과 9가지의 종(種, species)이 있으며, *Chlamydophila psittaci*에는 6가지의 조류 혈청형(avian serovar, A-F), E/B, 2가지의 가축 분리균(mammalian isolates, WC/M56)이 있다. 이것들은 단클론항체로 혈청형을 구별할 수 있고, 주외막단백(major outer membrane protein, MOMP)을 부호하는 *omp*A 유전자의 염기순서을 분석하여 알 수가 있다. 혈청형 A와 B는 주로 조류 및 비둘기와 관련이 있으며, 혈청형 C는 오리 및 거위에서 분리된다. 혈청형 D는 칠면조에서 발견되고, 혈청형 F는 앵무새 및 칠면조에서 발견된다. 혈청형 E는 20%가 앵무새, 나머지는 타조, 오리, 칠면조 및 간혹 사람에게서 분리된다. 혈청형 E/B는 주로 오리에서 발견되고, WC, M56은 사향뒤쥐(muskrats)나 이리(wolf)에서 발견된다.

2. 역학

앵무새병(psittacosis) 집단 발생에 대한 기록은 애완용 앵무새와 피리새류(finches)병과 관련되어 1879년에 Jacob Ritter에 의하여 처음 기술되었다. 사람에서 앵무새병의 집단 발생은 1929년부터 1930년 사이에 남미에서 유럽 및 북미로 수입된 *C. psittaci*에 감염된 새에서 발생하였다. 1930년 남아프리카, 미국에서 경주용 비둘기에서도 분리된 적이 있다. 미국의 경우 1987~1996년까지 10년간 800예 정도의 앵무새병이 보고되었는데 대부분 앵무새와 관련이 있었다. 그전에 미국에서는 칠면조, 유럽에서는 오리 농장과 관련되어 대량 발생이 있었다. 주로 앵무새, 잉꼬, 비둘기, 칠면조 등과 관련이 있으나, 대부분의 조류(456종)에서 *C. psittaci*의 감염이 발생되고 있다. 그러나 야생 조류에서 발생한 감염이 인체로의 감염은 희귀하다. 감염력이 강하여 검사실 내 감염이 가끔 보고된 적이 있으며, 주로 관상용 조류나, 조류를 다루는 동물원 및 사육사들에서 발생된다. 많은 나라에서 앵무새병은 보건당국에 48시간 내에 보고하여야 하는 질환이다. 미국 및 유럽 국가들에서 최근 인체 감염은 감소하고 있으나, 아직까지 각국에서 매년 보고되고 있다. 호주의 경우 239예(2004), 영국은 353예(1996), 미국은 45예(1996)가 보고되었다. 임상 증상이 지역사회 폐렴과 구분되지 않고, 항생제를 경험적으로 투여하여 실지 보고 안 되는 경우가 더 많은 것으로 생각된다. 국내에서는 아직 인체에서 *C. psittaci*에 의한 앵무새병 발생은 정식 보고된 적은 없으나, 이는 보건당국의 관심 부족과 전문가들의 경험 부족 때문인 것으로 생각된다.

3. 임상질환

이 균은 감염된 조류로부터 사람에게 전파되어 가벼운 불현성 감염으로부터 심한 폐렴까지 일으킬 수 있다. 원인균(*Chlamydophila psittaci*)은 호흡기를 통하여 체내로 들어오며 잠복기는 1~2주(1달까지 연장될 수도 있다)이며 발병 후 2주일 동안은 혈액 내에서 균을 분리 배양할 수 있다. 침범된 폐는 감염 부위가 염증 반응으로 명확히 구분되며, 폐포 속 삼출액에서는 적혈구, 단핵구, 다형 백혈구가 포함되어 있다. 이 병은 항생제가 출현하고부터는 사망하는 경우는 거의 없으나, 치료를 하지 않는 경우 사망률이 젊은 사람은 20%, 50세 이상은 50% 이상 되는 심각한 병으로 증상의 심한 정도가 매우 다양하다. 전신증상으로 고열, 근육통, 흉통, 심한 두통이 나타나며 더 이상의 악화 없이 회복되기도 하고, 심한 경우에는 폐렴의 증상이 생긴다. 이러한 임상증세는 인플루엔자, 비세균성 폐렴 및 장티푸스 등과 유사하여 감별이 필요하다. 구토, 복통, 설사 등의 소화기 문제가 있을 수 있다.

희귀하지만 심근염(myocarditis), 심내막염(endocarditis), 뇌염(encephalitis), 황달, 급성호흡곤란증후군(acute respiratory distress syndromes, ARDS), 다－장기 기능상실(multi－organ failure) 등의 합병증을 일으킬 수 있다. 신경계를 침범하기도 하며 이 경우 두통이 주 증상이나 드물게 뇌염, 혼수, 경련 등이 발생한다. 임신한 여성의 경우는 비정형폐렴(atypical pneumonia), 조기분만(premature birth), 사산(foetal death) 등이 나타날 수 있다. 실험동물에서는 *C. psittaci* 균체를 실험동물에 주사하면 급성수막염과 폐렴이 발생하여 수막폐렴(meningopneumonitis)을 일으키고, 고양이에 주사하면 고양이폐렴(feline pneumonitis)을 일으킨다.

4. 검사실 진단

앵무새병(psittacosis)에 대한 임상 의사들의 인식을 높여야 진단율을 높일 수 있다. 조류와의 접촉이 많은 직업, 조류 애호가 등에서 호흡기 질환이 있을 시 증상을 주의 깊게 관찰하여야 하며, 조류와 접촉 후 감기 비슷한 증상, 호흡 곤란, 열, 오한, 두통 및 피곤 등의 증상이 있을 경우는 더욱 면밀한 조사와 검사가 이루어져야 한다. 감염 초기(급성기)에는 약간의 백혈구 감소증이 관찰되고, 감염이 진전되면 용혈에 의한 빈혈이 있을 수 있다. 희귀하지만 감염이 심한 경우는 파종혈관내응고(disseminated intravascular coagulation)가 발생할 수 있다. C－reactive protein(CRP), aspartate aminotransferase(AST), gamma－glutamyl transpeptidase(γ－GTP) 등이 증가한다. 간 효소치는 감염의 중등도와 비례한다. 흉부 X－rays 검사소견은 대부분 비정상적으로 대부분 편측(unilateral)이며 하엽(lower lobe)에 조밀경화(dense consolidation)가 관찰된다. 그러나 양측성, 결절성(nodular) 및 간질성침윤(interstitial infiltration)의 소견도 관찰될 수도 있다. 임상 증상을 갖고 있는 환자의 검사실적 진단을 미국-질병통제센터(CDC)에서는 다음과 같이 정의한다. 1) 호흡기로부터 원인체 분리, 2) 혈청학적(CF, ELISA, m-IF)으로 항체가(IgG)가 4배 이상 증가, 3) *C. psittaci*의 IgM 항체 증명 (≥1:16).

원인균을 환자의 혈액이나 객담(늑막액 포함)으로부터 분리할 수 있으나, 객담의 경우 상기도의 오염균 때문에 검출률이 낮을 수 있다. 처음에는 마우스 및 닭 배아의 난황낭(yolk sac of chicken embryos)에 접종하여 원인체를 분리하였으나, 현재는 세포배양을 하여 쉽게 분리할 수 있다. 사용되는 세포는 Buffalo green monkey(BGM), McCoy, HeLa-229, African green monkey(Vero) 및 L-929 세포 등이 사용되나, BGM 세포 사용이 가장 검출률이 높다. 동물에서는 생검 조직 및 부검 조직을 검체로 채취하여 파쇄 후 배양한다. 세포배양 6일 후에 음성인 경우는 재접종(secondary blind culture)을 실시한다. 단클론항체 (species specific 또는 group specific)를 이용한 면역형광으로 염색하여 진단한다.

혈청학적 진단으로는 보체결합반응법, ELISA 및 미세-면역형광법이 주로 사용된다. 사용 항원은 whole Chlamydial organisms(기본체/망상체), lipopolysaccharide(LPS), heat shock protein(HSP) 등의 표면항원을 사용할 수 있으나 다른 세균과의 교차 반응이 관찰되어 위양성이 나타날 수 있다. 특히 *C. pneumoniae* 감염이 흔한 연령대(학동기)에서는 교차반응을 항시 염두에 두어야 한다. 항생제 사용 등으로 위음성을 나타낸다. 다른 종의 클라미디아 감염 환자에서도 앵무새병 항원에 대해 높은 보체결합 항체가를 나타낼 수 있으므로 반드시 임상 증상과 대조하여 결과 판독을 하여야 한다.

*C. psittaci*의 *omp*A 유전자를 nested PCR로 진단하나 최근에는 정량

적 실시간중합효소연쇄반응(real time PCR), 염기순서분석(sequencing), micro-array 등을 사용하여 진단뿐만 아니라 균 종 및 유전 타입까지 알 수 있다. 그러나 현재 상품화된 제품은 없고 직접 검사실에서 고안하여 사용하여야 하는 불편이 있다.

5. 치료 및 예방

치료는 tetracycline이 유효하나 설파제에는 감수성이 없다. 치료는 tetracycline 250mg을 1일 4회 3주까지 투여하거나, erythromycin 500mg을 1일 4회 3주 투여한다. Tetracycline을 사용할 수 없는 경우(임신 중, 8세 이하 어린이)는 macrolides(azithromycin, erythromycin)를 250~500mg 1일 4번 7일간 복용하게 한다. 질환이 위중할 경우는 집중치료를 요한다. Quinolones를 치료약으로 사용할 수는 있으나 치료 실패가 보고되고 있다. Doxycyline의 MIC는 0.05~0.2μg/mL이나, fluoroquinolone 항생제의 MIC는 0.25μg/mL로 tetracycline의 MIC가 더 낮다. Chlamydia 균주의 내성은 유전자의 수평이동, 점돌연변이(point mutation), 항생제 작용부위에 변화로 내성을 일으킬 수가 있다. 특히 조류 사료에 tetracycline을 대량 사용하고 있는 현 실정으로 보아 항생제 내성 문제를 항시 염두에 두어야 한다.

우리나라에서 문헌상으로 인체 감염보고는 없었으나, 이는 관련자들의 관심 및 전문지식 부족 때문인 것으로 사료되며, 실질적으로 조류 판매업자 및 조류 애호가들이 증가됨에 따라 발생이 증가하리라 예상되는 인수공통전염병이다. 예방으로는 감염 조류의 위생적 처리와 수입 조류의 검역에 최선을 다하여야 한다. 검역기간은 30일로는 충분치 못하고 45일 정도로 연장하는 것이 권장되고 있다[Beeckman 등, 2009].

참고문헌

Beeckman DSA, Vanrompay DCG. *Chlamydophila psittaci* infections from a clinical perspective. Clin Microbiol Infect 15: 11 - 17, 2009.

Everett KD, Andersen AA. The ribosomal intergenic spacer and domain I of the 23S rRNA gene are phylogenetic markers for *Chlamydia spp*. Int Syst Bacteriol 47: 461 - 73, 1997.

Everett KD, Bush RM, Andersen AA. Emended description of the order Chlamydiales, proposal of Parachlamydiaceae fam. nov. and Simkaniaceae fam. nov., each containing one monotypic genus, revised taxonomy of the family Chlamydiaceae, including a new genus and five new species, and standards for the identification of organisms. Int J Syst Bacteriol 49(Pt 2): 415 - 40, 1999.

Stephen RS. Chlamydia, intracellular biology, pathogenesis, and immunology. ASM press, Washington D.C., 1999.

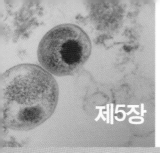

제5장 유사 - 클라미디아
(Chlamydia-like organism)

   *Parachlamydia acanthamoebae*는 수중에서 자유서식(free-living)하는 *Acanthamoebae* spp.에서 성장하는 유사-클라미디아(Chlamydia-like organism)이다. *P. acanthamoebae*는 사람에서 하부기도 감염의 원인이 되며, 열성 질환이 집단 발생할 때 가습기 물에서 발견되었다. *P. acanthamoebae*는 세기관지염(bronchiolitis), 기관지염(bronchitis), 흡인폐렴(aspiration pneumonia), 지역사회획득폐렴(community acquired pneumonia) 등의 원인이 된다. 이 외에도 미생물학적으로 Chlamydia와 유사한 균체가 계속 발견되어 이것들을 총칭하여 novel Chlamydiae, amoebae-resisting bacteria, Chlamydia-like organism 및 Chlamydia-related bacteria라는 여러 가지 이름으로 부른다.

1. 미생물학적 특성

   유사-Chlamydia(Chlamydia-like organism)는 Chlamydia order에 속하나 세포배양에서 성장속도, 전자현미경소견 등의 생물학적 특성이 기존의 Chlamydia와 상이하여 *Chlamydiaceae* family라기보다는 다른 family로 명명된 균이다.

현재까지 알려진 *Chlamydiales* order(목, 目)에 속하는 family(과, 科)들은 *Criblamydiaceae*(*Criblamydia sequanesis*), *Parachlamydiaceae*(*Neochlamydia hartmanellaer*, *Parachlamydia acanthamoebae*, *Protochlamydia amoebophila*, *Protochlamydia naegleriophila*), *Piscichlamydiaceae*(*Piscichlamydia salmonis*), *Rhabdochlamydiaceae*(*Rhabdochlamydia crassificans*, *Rhabdochlamydia porcellionis*), *Simkaniaceae*(*Fritschea bemisiae*, *Fritschea eriococci*, *Simkania negevensis*), *Waddliaceae*(*Waddlia chondrophilia*, *Waddlia malaysiensis*)가 있다[Everett 등, 1999; Greub, 2009].

*P. acanthamoebae*의 기본체는 원형 또는 초승달-모양(crescentic-shape)을 나타내며, *Rhabdochlamydiaceae* family의 기본체는 타원형이고, 다섯 층으로 이루어진 세포벽을 갖고 있으며, *Criblamydiaceae* family는 기본체가 특징적으로 별-모양(star-like)을 나타낸다. *P. acanthamoebae*에서 발견되는 초승달 모양의 기본체는 *Chlamydiales* order(목, 目)의 다른 family에서도 관찰되며, 아메바 배양 시 아메바 세포 밖에서도 발견되고 있다. 이 초승달 모양의 기본체가 Chlamydia 발달사 중 마지막 단계에서 발견되어 감염 시기와 관련 있는 것으로 알려져 있다[Thomas 등, 2006].

*P. acanthamoebae*는 처음 건강한 사람의 비강 점막(nasal mucosa)에서 분리된 *Acanthamoebae amoebae* 세포질 내에서 발견되었다[Amann 등, 1997]. Acanthamoebae의 탐식작용에 의하여 세포 내로 수동적으로 들어온 후 기본체는 망상체로 변하여 증식하기 시작하고, 다시 기본체로 변하여 아메바 용해(amoeba lysis)가 되어 세포 밖으로 방출되는 것이 Chlamydia의 발달사(developmental cycle)와 유사하여 유사-클라미디아(Chlamydia-like organism)로 명명되었다[Greub, 2009].

유전학적으로는 *P. acanthamoebae*는 *Chlamydiaceae* 유전체(c 1 − 1.3Mbp) 보다 2~3배 큰 유전체(c 2.4 − 3Mbp)를 갖고 있으며, *Chlamydiaceae*에 없는 유전체(plant − like genes, Pam100G 등)와 *tra* operon이 부호하는 type 4 secretory system(T4SS)를 갖고 있다. 유전학적으로 *P. acanthamoebae*는 *Chlamydiaceae*로부터 상당이 멀어져 있어 'Chlamydia − like'라는 표현 이 적합지 않을 수도 있다는 의견도 있다.

*P. acanthamoebae*에서도 *Omc*B(cysteine − rich outer membrane protein) 유전자가 발견되며 세포 부착(adhesion)에 작용하는 것으로 알려져 있 다. 그러나 *P. acanthamoebae*에는 *omp*A 유전자는 없으며, polymorphic outer membrane proteins도 없는 것으로 알려져 있다[Moelleken 등, 2008].

*P. acanthamoebae*는 마우스 실험동물에서 심한 폐렴을 일으키며, 비 정형폐렴(atypical pneumoniae)에 경험적으로 많이 사용하는 quinolones 에 내성을 나타낸다. *P. acanthamoebae*는 소 및 염소(goat)의 태반(placental) 조직에서도 발견되어 동물의 유산과 관련이 있으며, 고양이, 기니픽 (guinea pig) 등 애완동물에서도 감염을 일으킬 수 있으며, 균집락을 형성기도 한다. Balb/c 마우스 실험에서 호흡기에 감염시킨 결과 6일 내에 80%까지 사멸하고, 감염 초기에는 폐포에 중성구의 침윤이 있 으며, 후에는 대식세포(macrophage)로 대치되는 것이 관찰된다. *P. acanthamoebae*는 인체 내에서 단구세포 유래 대식세포(human monocyte − derived macrophages)에서 증식한다. 균체는 세포 내 공포(endocytic acidic vacuoles) 내에서 생존하여 cathepsin, lysosomal hydrolase 등의 효소에 의한 용해(lysis)가 저지된다. 또한 폐섬유세포(fibroblast), 폐세 포(pneumocyte)에서 세포병변효과(cytopathic effect)가 없이 계속 복제 되어 오랫동안 폐세포 내에서 생존할 수가 있다.

2. 의학적 중요성

*P. acanthamoebae*에 의한 폐질환의 유병률은 아직 알 수 없으나 현재 보고되는 것보다는 많을 것으로 생각된다. 아메바를 인공적으로 배양 후 균체를 배양할 수는 있으나 일반 검사실에서는 검사하기가 쉽지 않다. 주로 비강이나 인후 검체로 DNA를 증폭하여 진단하고 있다. 혈청학적인 연구에서 지역사회폐렴 371예 중 8예(2.2%)에서 Parachlamydia 항체가 발견되었으나 건강한 집단에서는 발견되지 않았다. 입원 환자 중 흡인폐렴 환자의 혈청에서도 항체가 발견되어 의료관련감염(hospital associated infection)과의 관계도 있을 것으로 알려져 있다[Greub 등, 2003]. Parachlamydia는 기관지염, 세기관지염, 지역사회 관련 폐렴 및 흡인폐렴의 원인이 된다. 유산(miscarriage) 환자의 7/260(2.6%)에서 *P. acanthamoebae*의 항체를 보유하고 있었으며, *P. acanthamoebae*의 16S rRNA 유전자가 혈관의 죽종, 눈방수(aqueous humor) 및 자궁경부 검체에서 증폭되어 죽상경화증(atherosclerosis), 포도막염(uveitis), 비뇨생식기 감염(urogenital infection)과의 관계도 연구되어야 할 분야이다.

Chlamydia-like bacteria인 *Simkania negevensis, Protochlamydia naegleriophila, Protochlamydia amoebophila, Waddlia chondrophilia* 및 *Rhabdochlamydia porcellionis*도 하부기도 감염의 원인이 될 수 있으며, *Waddlia chondrophilia*는 유산(miscarriage)의 원인이 될 수 있다. *Criblamydia sequanesis, Rhabdochlamydia crassificans* 등이 새로 발견되어 인체 감염에 대하여 현재 연구되고 있다.

Parachlamydia는 분자생물학적 진단 방법은 실시간중합효소연쇄반응(real time PCR)을 사용하며, 주로 16S rRNA, ADP/ATP-translocase 유전자가 이용된다. 혈청학적으로는 순수 분리된 기본체를 이용한 면역형광법에서 IgG(≥1:64), IgM(≥1:32)을 진단 기준으로 사용하고 있다. 이 면역학적 진단방법은 다른 Chlamydia family와 교차반응(cross reaction)이 없어 진단 특이도가 높으나, *P. acanthamoebae*와 *Protochlamydia amoebophilia*에서는 교차반응이 관찰된다. Western blot은 확진 방법으로 사용할 수 있다. Chlamydia 세포배양에 사용하는 세포주(cell line)는 Parachlamydia culture에는 사용할 수 없으며, 아메바와 함께 배양하여야만 한다. 감염된 아메바가 용해되면 균체증식을 확인할 수 있다. 동물 실험에서는 anti-Parachlamydia polyclonal antibody를 이용한 면역조직화학(immunohistochemistry) 검사를 사용하여 좋은 결과를 얻었으나, 사람에서 얻은 조직은 모두 음성을 나타내어, 앞으로 단클론 항체를 이용한 진단방법이 필요할 것으로 생각된다. *P. acanthoamoebae*의 항생제 감수성은 macrolide, tetracyclines, rifampicin이 감수성이나, quinolones에는 내성이다. 그러므로 임상에서는 azithromycin, clarithromycin, doxycycline을 경험적으로 사용할 수 있다[Maurin 등, 2002].

참고문헌

Amann R, Springer N, Schönhuber W, Ludwig W, Schmid EN, Müller KD et al. Obligate intracellular bacterial parasites of acanthamoebae related to *Chlamydia* spp. App Environ Microbiol 63: 115 – 21, 1997.

Everett KD, Bush RM, Andersen AA. Emended description of the order Chlamydiales, proposal of Parachlamydiaceae fam. nov. and Simkaniaceae fam. nov., each containing one monotypic genus, revised taxonomy of the family Chlamydiaceae, including a new genus and five new species, and standards for the identification of organisms. Int J Syst Bacteriol 49(Pt 2): 415 – 40, 1999.

Greub G. The medical importance of Chlamydiae. Clin Microbiol Infect 15: 2 – 3, 2009.

Greub G. *Parachlamydia acanthamoebae*, an emerging agent of pneumonia. Clin Microbiol Infect 15: 18 – 28, 2009.

Greub G, Boyadjiev I, La Scopla B, Raoult D, Martin C. Serological hint suggesting that *Parachlamydiaceae* are agents of pneumonia in polytraumatized intensive care patients. Ann NY Acad Sci 990: 311 – 9, 2003.

Maurin M, Bryskier A, Raoult D. Antibiotic susceptibilities of *Parachlamydia acanthamoeba* in amoebae. Antimicrob Agents Chemother 46: 3065 – 7, 2002.

Moelleken K, Hegemann JH. The Chlamydia outer membrane protein OmcB is required for adhesion and exhibits biovar – specific differences in glycosaminoglycan binding. Mol Microbiol 67: 403 – 19, 2008.

Thomas V, Casson N, Greub G. *Criblamydia sequanesis*, a new intracellular Chlamydiales isolated from Seine river water using amoebal co – culture. Environ Microbiol 8: 2125 – 35, 2006.

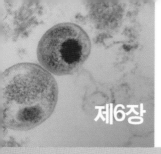

제6장 검사실 진단방법

클라미디아의 진단은 임상검체의 1) 직접 검경, 2) 세포배양(원인균 분리), 3) 항체검사, 4) 분자생물학적방법 등이 있으나 아직까지 표준방법은 세포배양에 의한 원인균 분리이다. 그러나 클라미디아 중 *C. pneumoniae*는 임상 검체로부터 균체 배양 분리가 쉽지 않아 분자생물학적 방법을 많이 사용하고 있다. 클라미디아의 진단을 위한 직접검경, 원인균분리, 분자생물학적법에서 검체 채취 방법은 검사 결과에 결정적인 영향을 미치게 되므로 검체 채취를 신중하게 하여야 한다. 검체 채취가 침습적이건 비－침습적이건 모든 검체 채취 시에는 반드시 검체 채취 장소의 상피세포가 포함되어 있어야 검출률을 높일 수 있다. 최근에는 검사방법의 발달로 침습적 검체 채취부터 비－침습적인 자가 검체 채취법(first voiding urine, self collected vaginal swabs 등)이 있으므로, 검체 채취를 반드시 제조회사의 검체 채취 설명에 따라 채취하여야 양성률을 높일 수가 있다. 배양 분리된 *C. trachomatis*의 혈청형은 형－특이(type－specific)한 단클론항체(monoclonal antibody, MoAb)로 염색할 수 있으며 또는 *omp*A 유전자를 증폭하여 염기순서를 분석하거나, 제한절편길이다형성(restriction fragment length polymorphism, RFLP)으로 쉽게 분석할 수 있다.

1. 직접 검경

직접 검경은 봉입체를 염색하는 요오드염색(iodine stain), 김사염색(Giemsa's stain), 단클론항체(MoAb)를 이용한 직접 또는 간접면역형광염색(indirect immunofluorescence stain, IIF) 등이 있다. 봉입체결막염의 진단에서 김사염색(Giemsa's stain)은 면역형광염색에 필적할 만한 예민도를 나타내어 안과 영역에서는 사용하기 편리하다. 요도(urethra) 감염에는 단클론항체(MoAb)를 이용한 직접면역형광염색(direct immunofluorescence stain, DIF)이 C. trachomatis의 기본체 및 망상체를 직접 염색하여 쉽게 진단할 수가 있으며, 국내에서는 MicroTrak DFA(Syva Co., San Jose, Calif)가 시판되고 있다.

요오드 염색은 간편하고 신속하나 민감도가 낮아 임상 검체의 진단에는 쓰이지 않고 주로 균의 배양 시 균의 증식 확인용으로 사용된다. 효소면역법은 임상 검체에서 직접 클라미디아 항원을 검출하는 방법으로 클라미디아 외벽의 지질다당질(lipopolysaccharide, LPS)에 대한 단클론항체(MoAb) 및 다클론항체(polyclonal antibody)를 이용하여 많은 검체를 검사하기에 편리하다. 효소면역법의 검사에서 양성인 검체는 반드시 C. trachomatis에 대한 단클론항체(MoAb)를 이용하여 확진 검사가 시행되어야 하는 단점이 있다. 뿐만 아니라 다클론항체를 이용한 효소면역법은 클라미디아 각각의 종(C. trachomatis, C. pneumoniae, C. psittaci)을 구분할 수 없으므로 종 구분을 위한 진단에는 사용할 수가 없다. 효소면역검사는 민감도와 특이도가 세포배양법보다 낮아 유병률이 낮은 집단을 통상 검사하기에는 적합하지 않다.

1) 검체 채취

검체 채취에는 반드시 검체 채취 장소의 상피세포가 포함되어 있어야 한다. 눈에서 검체 채취는 필요에 따라 국소 마취가 필요하며, 트라코마(trachoma)의 경우는 위눈꺼풀(upper eyelid)의 결막에서, 봉입체결막염은 아래눈꺼풀(lower eyelid)의 결막에서 주걱(spatulas)을 사용하여 검체를 채취한다. 자궁경부(cervix)에서는 편평상피(squamous epithelium)와 원주상피(columnar epithelium)가 만나는 곳에서 세포학 검사에 사용하는 솔(brush) 등을 사용하여 상피세포를 채취하고, 남자의 경우 요도에 3~4Cm 정도 면봉을 깊이 밀어 넣어 상피세포를 채취하여야 한다. 슬라이드는 깨끗하여야 하고 세포가 중첩되지 않게 하고 적어도 한 슬라이드당 1,000개 이상의 세포가 펼쳐지게 한다. 공기 중에서 말리고 즉시 적절한 고정을 한다.

2) 염색방법

Chlamydiae는 호염기성(basophilic)으로 염기색소(basic dyes)에 친화성을 갖고 있어 그람음성으로 분류한다. 그러나 Chlamydia는 그람염색 결과가 다양하여 일반적으로 사용하지는 않는다. 검사실에서 주로 사용하는 염색 방법은 1) 김사염색(Giemsa's stain), 2) 요오드염색(iodine Staining), 3) Gimenez 염색(basic fuchsin and malachite green), 4) acridine orange, 5) 면역형광염색(immunofluorescent stains), 6) Papanicolaou 염색 등이 있다.

(1) 김사염색(Giemsa's stain)
Chlamydia 염색에 특이한 방법은 아니나 안과 영역에서 많이 사용하는 방법으로 *C. trachomatis*, *C. pneumoniae*, *C. psittaci*에 모두 염색
되며 세포 내에 봉입체를 염색한다. 김사염색(Giemsa's stain)은 시간
이 많이 소요되고 검경하는 데 많은 경험이 필요하나 신생아의 결막
염에서 *C. trachomatis* 진단은 면역형광염색에 필적할 만하다. 그러나
요도 검체 등 다른 부위의 검체에서는 민감도 및 특이도가 떨어져 사
용하기가 적합지 않다.

재료

슬라이드 및 덮개 슬라이드(cover glass). 양성, 음성 대조 및 환자
    검체 포함
무수 메타놀(absolute methanol)
김사염색 원액(Giemsa's stain, stock solution)
증류수 또는 phosphate buffer
에탄올(ethanol, 95%)
크실렌(xylene)
Mounting resin(영구 보존)

시약

Giemsa's stain 원액(stock solution)

Giemsa 시약 분말	0.5g
Glycerine	33.0mL
무수 메타놀(absolute methanol)	33.0mL

※ Glycerine에 Giemsa 시약 분말을 넣고 55~60℃에서 90분간 혼합
    하여 녹인다. 결정체들이 녹았을 때 33mL 무수 메타놀을 첨가
    하여 실온에 보관한다.
사용액(working solution)

Phosphate buffer(또는 증류수)에 원액(stock solution)을 1:23으로 희석하여 신선하게 만들어 사용한다.

Phosphate buffer(stock solutions)

Ⅰ) Na_2HPO_4		9.47g
증류수		1,000mL
Ⅱ) KH_2PO_4		9.08g
증류수		1,000mL

※ 각각 1,000mL씩 만들어 4℃에 보관한다.

10X buffer

원액 Ⅰ Na_2HPO4		72mL
원액 Ⅱ KH_2PO4		28mL

※ 4℃에 보관한다. 사용 시 10X buffer를 증류수로 10배 희석하여 매일 만들어 사용한다.

Alcohol/Formalin 고정액

Formalin(37% formaldehyde)	100mL
Absolute methanol(ethanol)	900mL
Calcium acetate	0.5g
(또는 Calcium acetate. H_2O)	0.57g

※ 시약을 각각 녹여 실온에 보관하며 사용한다.

방법

1. 김사염색(Giemsa's stain) 시약 원액을 증류수로 당일 희석하여 사용한다(일반적으로 1:20~1:25가 적절하다).
2. Shell vial에서 배양배지를 제거하고 buffer로 단층세포를 깨끗이 세척하고, 무수 메타놀(1mL)을 shell vial에 넣고 10분 고정을 한다.
3. 무수 메타놀을 제거하고 희석한 김사염색 사용액(working solution)을

1mL 넣는다.

4. 1시간 염색한다(35℃에서 한 시간 또는 한 시간 반 염색하면 염색이 더 선명하다).

5. 염색액을 제거하고 95% 에탄올로 수 초 동안 헹군다.

6. Mounting medium 한 방울을 슬라이드에 떨어뜨리고 세포 배양한 원형 슬라이드를 세포가 아래쪽으로 향하게 슬라이드에 올려놓고 덮개 슬라이드(cover glass)를 덮고 광학 현미경으로 관찰한다.

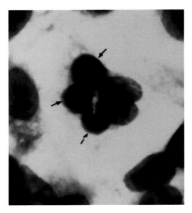

그림 6-1. HeLa-229 세포에 배양한 *C. pneumoniae*. 세포배양 48시간 후 김사염색(Giemsa's stain), 청자색(blue purple)의 봉입체(화살표)가 관찰된다(1,000X).

7. 광학현미경으로 관찰하면 세포의 핵은 적자색(reddish purple), 세포질은 청자색(bluish purple), Chlamydia 기본체는 적자색(red to purple), 망상체는 청자색(blue purple)으로 염색된다.

※ 암시야(dark field)에서 봉입체는 밝은 금황색(bright golden yellow)이다. 일반 세균도 형광을 나타내므로 임상 검체 검경에는 적합지 않다. 김사염색은 모든 Chlamydia에 염색할 수 있으며 특히 기본체와 망상체를 구별할 수 있다. 그러나 김사염색은 염색 시간이 길고 경험이 많은 전문가의 판독이 필요하다(그림 6-1).

(2) 요오드염색(Iodine Staining)

요오드염색은 글리코겐(glycogen)을 염색하는 검사로 *C. trachomatis*에서 세포질 내 봉입체 염색이 가능하다. 눈에서 채취한 임상검체는 김사염색(Giemsa's stain)보다 예민도가 떨어지고, 자궁경부에서 채취한 검체에서 봉입체 발견은 자궁경부 세포 중 글리코겐을 갖고 있는 세포가 있기 때문에 특이성이 떨어진다. 그러나 검사 방법이 쉽고 신속하여 예민도는 떨어지지만 세포배양에서 감염 정도를 평가하기 위한 염색 방법으로는 사용하기 편리하다.

재료
슬라이드 및 덮개 슬라이드 준비. 양성, 음성 대조 및 환자 검체 포함
고정액. 무수 메타놀 또는 포르마린(formalin, 10%)
글리세롤(glycerol)
Potassium iodide
Iodine crystals

시약
Jones' Iodine 시약

Potassium iodide	5g
Iodine crystals	5g
무수 메타놀	50mL
증류수	50mL

※ 시약을 무수 메타놀에 용해시킨 후 증류수를 첨가한다. 실온에서 빛을 차단하는 시약병에 보관한다. 사용 전에 여과하여 사용한다.

Mounting medium

Jones' iodine과 글리세롤(glycerol) 동량을 섞어 사용한다

방법
1. Whatman #41 ashless paper로 iodine 염색액을 여과한다.
2. Mounting medium을 만든다.

3. Shell vial에서 배양액을 제거
   한다.
4. PBS 1mL로 단층세포를 세
   척한다.
5. 무수 메타놀 1mL로 10분간
   고정 후 제거한다.
6. 무수 메타놀 1mL로 10분간
   재차 고정 후 제거한다.
7. 여과한 iodine 염색액 0.5mL
   을 넣고 10분간 염색 후 염
   색액을 제거한다.
8. Mounting medium을 슬라이
   드에 1방울 떨어뜨린다.

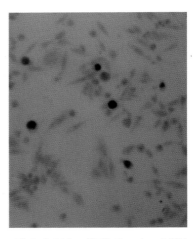

그림 6-2. McCoy 세포에 *C. trachomatis*배양
48시간 후 요오드염색(100X). 흑갈색 (dark
brown)의 봉입체가 관찰된다.

9. Shell vial에서 원형 슬라이드를 꺼내 자란 세포가 아래쪽으로 향
   하게 슬라이드에 놓는다.
10. 광학현미경(10 X 10)으로 관찰하고, 40 X 10배로 세포질 내 적
    갈색의 봉입체를 확인한다(그림 6-2).
※ Iodine 염색은 McCoy 세포, 김사염색 또는 면역형광염색염색은
   HeLa-229, BHK-21 세포에 사용하는 것이 검경하기가 편리하다.

(3) 김메네즈염색(Gimenez stain)

Gimenez stain은 Chlamydial 기본체를 적색(red)으로 염색하여 주위
조직(green)과 쉽게 감별이 되어 감염된 난황액 도말(yolk sack smears),
배양액, 동물 조직으로 도말된 검체에 사용되어, 감염 조직의 감염력
을 평가하는 데 사용된다.

재료

도말표본(불꽃에 고정)

Carbol fuchsin

Malachite green solution

시약

Carbol fuchsin

원액(stock solution)

10%(W/V) basic fuchsin in 95% ethanol	100mL
4%(W/V) 수용성 페놀(aqueous phenol)	250mL
증류수	650mL

0.1M sodium phosphate buffer(pH 7.45)

0.2M NaH_2PO4	3.5mL
0.2M Na_2HPO4	15.5mL
증류수	19.0mL

사용액(working solution)

Stock solution	4.0mL
PBS(pH 7.45)	10.0mL

※ 사용 전에 즉시 여과하여 사용한다. 사용액(working solution)은 40분 내에 사용하여야 한다.

Malachite green

Malachite green powder	0.8g
증류수	100.0mL

※ 시약을 증류수에 녹인 후 실온에 보관하며 사용한다.

방법

1. 여과한 basic fuchsin solution(working solution)으로 1~2분 동안 도말된 슬라이드를 덮어 염색한다.
2. 수돗물로 세척한다.
3. Malachite green 용액으로 6~9초간 도말을 염색한다.
4. 수돗물로 헹군다.
5. 3, 4를 필요하면 다시 실시한다.
6. 흡착지로 슬라이드 물기를 제거한다.
7. 광학현미경 1,000X로 관찰한다.

※ **판독.** 기본체는 적색, 망상체와 세포는 연두색으로 염색된다. 난황액과 마우스의 경뇌막 염색에 사용하기 좋다. 이때 대부분 세포가 파괴되어 기본체가 세포 내에 퍼져 있다.

(4) 아크리딘오랜지염색(Acridine orange stain)

Fluorochrome 염색으로 ultraviolet light하에서 세포 내 DNA는 황록색, RNA는 적색으로 보인다. Chlamydia의 발달사를 연구하는 데 유용하다.

(5) 면역형광염색(Immunofluorescent stains)

형광물질-결합항체(FITC-conjugated antibody)로 Chlamydia 항원을 직접 또는 간접적인 방법으로 찾아내는 데 사용한다. 민감도와 특이도는 사용된 항체에 따라 다르다. 주로 단클론항체(MoAb)를 사용하여 Chlamydia 항원을 특이하게 진단한다. 면역형광염색은 모든 검체에 사용할 수 있는 예민도와 특이도가 가장 좋은 염색법이다. 시약 경비가 고가인 것이 단점이나 검사 건수가 적은 검사실에서 사용하기가 편리하다. Direct fluorescence assay(DFA)는 주로 Chlamydia의 주외막단백

(MOMP)에 대한 단클론항체(MoAb) 또는 지질다당질(lipopolysaccharide, LPS)에 대한 단클론항체를 사용한다. Chlamydia에는 주외막단백(MOMP)이 지질다당질(LPS)보다 균등하게 분포되어 있어 주외막단백(MOMP)에 대한 단클론항체 사용이 판독하기에는 편리하나, 지질다당질(LPS)에 대한 단클론항체는 *C. trachomatis*뿐만 아니라 *C. pneumoniae* 및 *C. psittaci*까지 진단할 수 있는 장점이 있다.

재료

슬라이드 및 덮개 슬라이드 준비. 양성, 음성 대조 및 환자 검체 포함
무수 아세톤(냉)

PBS(pH 7.2~7.4)

Glycerol

FITC-conjugated antibody

    Fluorescein-labeled anti-Chlamydia antibody(직접면역형광염색에 사용, 제조 회사의 사용 지침서를 참조하여 미리 역가를 측정한다. 일반적으로 1:20 정도가 적합함)

Chlamydia 항혈청

    회복기 혈청(필요에 따라 희석하여 사용)

FITC-conjugated anti-human antibody(간접 면역형광염색에 사용)

Glycerol mounting medium(pH 7.2)

Glycerol	1part
0.02M PBS	9parts

방법

고정(Fixation)

1. Shell vials에서 배양배지(growth medium)를 제거한다.

2. PBS(1mL)로 shell vial 내에서 배양 중인 단층세포(cell monolayer)를 세척한다.
3. 차가운 무수 아세톤(1mL)을 각 shell vial에 넣고 세포를 헹구고 제거한다.
4. 차가운 무수 아세톤(1mL)을 각 shell vial에 다시 넣고 마개를 덮는다.
5. Shell vial을 4℃에서 10분간 고정한다.
6. 아세톤을 제거하고 원형 슬라이드를 공기 중 건조시킨다. 고정된 슬라이드는 염색할 때까지 4℃에 보관할 수 있으며, -65℃에서는 오래 보관할 수 있다(접종 후 감염된 원형 슬라이드를 갖고 있는 shell vial 자체를 냉동 보관하였다가 사용하면 편리하다).

직접면역형광염색(Direct immunofluorescent stain)

1. 고정된 슬라이드(shell vial에 있는 상태에서 염색하면 편리)에 0.05mL(shell vial에는 0.2mL) FITC-conjugated anti-Chlamydia antibody를 올려 놓는다.
2. 37℃에서 30분간 반응을 시키다(습도가 100%되어 도중에 덮개 슬라이드가 건조되는 것을 방지한다).
3. FITC-conjugated anti-Chlamydia antibody를 제거한다.
4. PBS(1mL)를 각 vial에 넣고 마개를 닫는다. 면역학에서 사용하는 교반기(agitator: 100rpm)에 놓고 5분간 회전시켜 세척한다. 검체가 도말된 슬라이드는 조직병리에서 사용하는 염색통(stain jar)에 고정시킨 후 세척한다.
5. PBS로 두 번 동일하게 세척한다. 마지막으로 PBS에 Evans blue(1%)나 trypan blue(0.25%) 넣고 10분간 대조염색을 한다(시판되는 시약에는 대조염색이 1차 항체에 포함되어 있다).

6. PBS를 제거하고 증류수로 헹군다.

7. Glycerol mounting medium을 슬라이드에 한 방울 떨어뜨린다.

8. 세포가 아래쪽으로 향하게 슬라이드에 놓고 덮개 슬라이드로 덮고 형광현미경으로 관찰한다(그림 6-3).

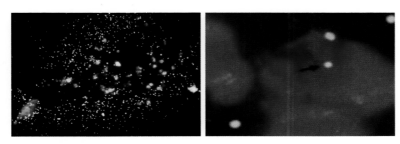

그림 6-3. *C. trachomatis.* 요도 검체를 직접면역형광염색. 황록색의 기본체와 망상체가 관찰된다(좌: 100X, 우: 1,000X). 슬라이드에서 상피세포(epithelial cells)를 관찰할 수 있어 검체의 적정성을 판단할 수가 있다.

간접면역형광염색(Indirect immunofluorescent stain)

1. Anti-Chlamydial antibody(MoAb)를 Chlamydia가 세포배양된 shell vial에 0.2mL 넣는다, 혈청 내 항체 측정을 위한 봉입체면역형광법(whole inclusion immunofluorescence test)에서는 희석된 혈청(0.2mL)을 shell vial에 넣는다.

2. 37℃에서 30분간 반응시킨다(shell vial은 뚜껑을 덮는다).

3. 단클론항체(또는 혈청)를 제거한다.

4. 증류수로 3분씩 3번, PBS로 3분씩 2번 세척한다.

5. 0.2mL FITC-conjugates anti-mouse antibody(봉입체면역형광법에서는 anti-human antibody)를 넣는다.

6. 37℃에서 30분간 반응시킨다.

7. 4번과 동일하게 세척한다.

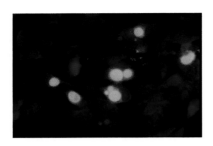

그림 6-4. *C. pneumoniae*를 HeLa-229 세포에 감염시켜 배양 48시간 후에 희석된 환자 혈청으로 반응시키고, FITC-conjugated 항-인면역항체를 사용하여 간접면역형광염색 (400X).

※ **판독.** 덮개 슬라이드를 슬라이드에 올려놓고 10 X 10(또는 10 X 40)배의 형광현미경으로 관찰한다(그림 6-4).

(6) 파파니콜로염색

  (Papanicolaou's stain)

자궁경부(cervix) 검체에서 암세포 검사 시 부수적으로 세포 내 봉입체를 발견하여 *C. trachomatis* 진단을 할 수는 있으나 특이도가 낮아 *C. trachomatis* 진단에 사용하기에는 적합지 않다.

※ **평가.** 세포배양에서 요오드염색과 김사염색은 접종 48~72시간에 염색하면 민감도가 높고, 단클론항체(MoAb)를 이용한 면역형광염색은 검체 접종 12시간 후면 언제나 검출이 가능하다(그림 6-5). 접종 72시간이 되어도 봉입체가 관찰되지 않으면 음성으로 간주한다. 검체당 2개씩 검사하면 민감도를 높일 수 있다. 음성인 경우 계대배양(2'nd passage)을 하여 재접종하면 민감도를 높일 수가 있다. 오염된 검체는 검체를 고농도 항생제(세포배양에 사용하는 항생제의 10X 농도 검체 채취용액에 1~2시간 방치한다)로 처리하고 원심분리(200Xg, 5분)하여 상청액을 접종한다.

※ **보고 방법**

Chlamydia isolated. Positive

No Chlamydia isolated. Negative culture after 2'nd passages

Contaminated specimen. Culture contaminated after re-treatment of the specimen

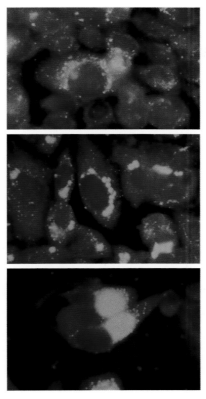

그림 6-5. McCoy 세포에 배양된 *Chlamydia trachomatis*. 배양 12시간(상), 24시간(중), 48시간(하) 후에 *C. trachomatis*에 대한 단클론항체(MoAb)로 간접면역형광염색(1,000X). 단클론항체(MoAb)로 염색하면 검체 접종 12시간부터 염색을 하여 작은 봉입체를 관찰할 수 있다.

2. 세포배양

Chlamydia는 살아 있는 세포의 세포질 내에서만 증식하는 절대 기생체이므로 배양하기 위해서는 반드시 살아 있는 세포가 필요하다. 숙주로는 실험동물, 수정란, 세포배양이 이용되고 있는데 임상 검사실에서는 세포배양법이 사용하기가 편리하다. Chlamydia는 마우스의 뇌 속에 접종하면 마우스는 마비가 오며 1주 내에 죽게 되며, 경질막(dura matter)을 슬라이드에 문질러 도말 후 염색하면 Chlamydia 균체를 발견할 수가 있다. 세포배양 방법이 개발되기 전(1950년대)에는 모든 Chlamydiae를 성숙한 계태아의 난황에 배양하였으나, 근자에는 항원 제조 등의 특수 목적이 아니면 사용되지 않고 있다.

Chlamydia 배양을 위하여 사용되는 세포는 monkey kidney 세포, McCoy 세포, HeLa-229 세포, HL 세포, BHK-21(Clone 13) 세포, Hep-2 세포 등이 많이 이용된다. C. trachomatis는 McCoy, Hep-2 및 HeLa-229 세포에서 배양이 잘 되고, C. pneumoniae는 HeLa-229, HL, Hep-2 세포에서 배양이 잘 된다. 최근에는 shell vials 내에 12mm 원형 덮개 슬라이드를 넣고 세포를 단층으로 키워 검체를 접종하고 원심분리한 후 cycloheximide(2μg/mL)가 함유된 배양배지를 넣고 배양하면 48~72 시간 후에 세포질 내에서 봉입체를 관찰할 수가 있다. C. psittaci와 C. trachomatis의 LGV는 감염력이 강하여 검체 접종 후 원심분리하지 않고 배양하여도 배양이 잘 이루어진다. 배양된 세포는 요오드염색, 단클론항체를 이용한 면역형광염색을 하면 봉입체를 관찰할 수가 있다.

세포배양 시 배양세포를 화학적 또는 방사선학적 처리를 하여 Chlamydia가 세포 내 감염이 용이하게 한다. 검체를 채취한 후에는 즉시 특수 수송배지에 넣어 수송 및 보관 중에 균체의 생존율(viability)을 높인다. 수송배지로는 SPG(sucrose phosphate glutamate), 혈청을 3~10% 갖고 있는 세포배양배지, 2SP(0.2M sucrose-0.02M phosphate) 등이 많이 사용된다. 특히 2SP는 Mycoplasma 배양에도 사용할 수 있어 편리하다. 항생제는 streptomycin, nystatin, gentamycin, amphotericin B 등을 사용한다. 검체를 수송배지에 넣고 당일(24시간) 내 접종할 경우는 4℃에 보관하여도 되나 24시간이 경과할 것 같으면 즉시 냉동하여 −65℃ 이하로 유지하여야 한다. Chlamydia를 취급하는 사람은 누구나 안전에 신경을 써야 한다. 특히 *C. psittaci*는 감염성이 높아 자신뿐만 아니라 주위사람의 안전을 위하여 다음 안전 규칙을 생활화 하여야 한다.

1) 배양검사를 위한 검체 채취

검체를 체취하기 전에 환자가 임상 증상이 있는지, 항생제 사용을 시작하였는지 알아보고, 검체 채취 장소, 검체 종류, 검체 수송 및 저장 온도가 적절한지 등을 고려하여야 한다. 증상이 있는 환자로부터 채취한 검체를 검사하는 경우 균체 발견율이 높다. 그러나 여성의 경우는 감염된 남자와 관계를 갖는 경우 무증상의 상태에서도 균체 발견율이 적지 않다. 검체는 반드시 Chlamydia에 감수성 항생제를 투여하기 전에 채취하여야 한다. 검체 채취 장소는 감염된 부위에 따라 다르다, 골반염(pelvic inflammatory disease, PID)이 있는 경우는 자궁경관내막(endocervix)에서 검체를 채취하는 것보다 자궁관(salpinx)에서 검체를 채취하는 것이 균체 발견율이 높다. 검체 채취는 면봉으로 점막을 강하게 문질러서 상피세포가 채취되도록 한다. 검체 채취에 사용하는 막대가 목제로 된 것은 turpenes라는 화학물질이 목재에서 수송배지로 배어 나와 세포배양에는 적합지가 않다. Calcium alginate 역시 제조 조건에 따라 Chlamydia와 세포배양에 독작용이 있을 수 있다. 플라스틱이나 금속 막대에 면봉, dacron, rayon 등의 물질을 사용하는 것이 적합하다. 그러나 dacron swab도 유독할 수 있으며, iodine 염색에서는 허상(artifact)이 나타날 수 있다. Alginate swab도 암시야 현미경 관찰에서 허상을 나타낼 수 있다.

(1) 안과 영역 감염

결막(Conjunctiva). 농성의 삼출액이 많이 있는 경우는 먼저 면봉으로 과다한 삼출액을 채취하여 임균 및 일반 세균배양에 사용하고, 새로운 면봉으로 Chlamydia 검사를 위한 검체를 채취한다. 새로운 면봉을 피부, 속눈썹, 눈꺼풀(eyelid)에 접촉 없이 가능한 한 많은 부위의 결막이 접촉되게 하여 검체를 채취한다. 봉입체결막염(inclusion conjunctivitis)은 면봉을 아래눈꺼풀(lower eyelid)의 결막에 접촉하여 돌리면서 문질러 검체를 채취하고, 트라코마(trachoma)는 위눈꺼풀(upper eyelid)의 결막에서 동일하게 검체를 채취한다.

각막(Cornea). 안과 전문의에 의하여 국소 마취 후 주걱(spatula)을 사용하여 각막으로부터 검체를 조심스럽게 채취한다.

(2) 비뇨기 감염

남성

요도(Urethra). 요 분비물이 많은 경우는 우선 면봉으로 요도 입구의 농성 분비물을 닦아 임균 등 일반 세균배양에 사용하고, 새 면봉을 수송배지나 증류수에 적셔 요도 입구로부터 천천히 돌리면서 밀어 넣는다. 면봉을 요도 입구로부터 3~4Cm까지 집어넣고 5~10초 정도 방치한 후 1~2번 회전시켜 요도의 상피세포가 충분히 채취될 수 있게 한다.

부고환(Epididymis). 비뇨기과 전문의에 의하여 국소마취를 하고 주사기로 흡입 채취한다. 멸균 생리식염수를 주입하고 검체를 흡입할 수도 있다.

소변(Urine). 최소한 마지막으로 소변을 본 후 2시간 후에 첫 소변(first voiding urine) 10~20mL을 받아 효소면역검사 또는 핵산증폭 검사에 사용.

여성

자궁경관내막(Endocervix). 자궁경부(cervix) 밖에 분비물이 많은 경우는 면봉으로 깨끗이 닦아 임균 및 일반 세균배양에 사용하고, 새로운 면봉을 자궁경부내막(endocervix)의 편평상피와 원주세포의 이행부위(squamous-columnar junction)를 통과하여 1~2Cm까지 면봉을 밀어 넣고, 5~10초간 접촉하게 한 후 면봉을 회전하여 많은 상피세포가 채취되도록 한다.

　※ 암세포검사 시 사용하는 검체 채취 솔(brush)을 사용하는 것이 좋으나, 출혈 때문에 세포배양 이외의 검사(EIA, PCR 등)에서는 방해(inhibition) 작용을 나타낼 수가 있다.

　※ 자궁경부와 요도의 검체를 동시에 채취하여 검사하면 검출률을 높일 수가 있다.

요도(Urethra). 겉에 흐르는 농(pus)을 면봉으로 채취하여 임균이나 일반 세균배양 검사를 하고, 새로운 면봉을 요도 입구에 밀어 넣고 잠시 정체 후 2~3회 회전시켜 상피세포가 채취되도록 한다. 요도의 상피세포를 많이 채취하기 위하여 환자는 검체 채취 최소 2시간 전까지는 소변을 보아서는 안 된다.

　※ 비임균요도염(non-gonococcal urethritis, NGU)을 갖고 있는 남성과 성관계를 갖은 여성에서는 반드시 Chlamydia를 검출하는 것이 중요하다.

소변(First-void urine). 최소한 마지막 소변 후 2시간 후에 첫 소변 10~20mL을 받아 핵산증폭이나 효소면역검사에 사용한다.

자궁관(Fallopian tube). 복강경 검사 도중 복부를 통하여 자궁관의 입구를 문질러 검체를 채취한다. 자궁관의 술(가장자리)을 조금 생금하여 배양하면 검출률이 높다. Douglas pouch로부터 체액을 채취하는 것은 만족치 못하다.

질(Vagina). 사춘기 이전의 여자의 경우 강간이나 법적 문제가 있을 경우에 면봉을 질에 넣고 점막을 문지르면서 회전시켜 검체를 채취한다.

(3) 성병림프육아종(Lymphogranuloma venerum, LGV)

림프절이 만져지고 농이 차 있으면 주사기로 농을 흡입하고, 그렇지 못하면 멸균 증류수를 주입하고 다시 흡입한다. 검체는 수송배지(고농도 항생제가 함유된 2SP)에 1:5 정도 희석하여 검체 내 독성 물질을 희석한다.

(4) 영아호흡기감염(Infant respiratory Infections)

비인강후벽에서 검체 채취, 기관지 흡입 및 폐 생검으로 검체를 채취할 수 있으며 인후와 입 입구에서 검체를 채취하는 것은 만족스럽지 못하다. 양쪽 비인강에서 검체를 채취하면 검출률을 높일 수 있다.

(5) 중이감염(Middle ear infections)

이비인후과 전문의에 의하여 고막을 절개(myringotomy)하고 검체를 흡입 채취한다.

(6) 직장(Rectal swab)

직장에 면봉을 삽입하고 점막에 비벼 돌리면서 상피세포가 채취되도록 한다. 병소가 보이면 병소에서 직접 검체를 채취한다. 대변을 검체로 사용하지는 않는다. 검체를 고농도(보통용량의 10X)의 항생제가 함유된 수송배지에 채취하고, 검체를 진탕하여 균질화한다. 검체를 200Xg에서 10분 원침시켜 상청액을 접종에 사용한다. 검체는 연속 희석(1:2~1:20)하여 접종에 사용한다. *C. psittaci*는 조류의 배설물을 사용한다.

(7) 혈액(Blood)

Chlamydia가 응고된 혈액에서도 발견될 수도 있으므로 응고된 혈액을 세포배양배지에 잘게 썰어 수송배지로 5X 희석한다. 희석된 혈액을 1,000Xg로 10분 원침하여 buffy coat를 모은다. Buffy coat를 PBS에 2배 희석하여 3mL Ficoll-Hypaque에 중첩하고 400Xg에서 30분 원침시킨다. 상품화된 CPT Vacutainer (BD Diagnostic Systems, Franklin Lakes, NJ)를 사용하여 peripheral blood mononucleal cells(PBMC)을 얻을 수도 있다.

　※ 정맥혈을 aseptic하게 멸균된 heparin tube에 5mL 채취한다. 응고된 혈액은 응고된 고형성분(1mL)을 SPG(5mL)에 넣고 혈구를 파괴한 후 사용한다. Ficoll-Hypaque가 없는 경우는 1,000Xg로 10분 원침하여 buffy coat(1mL)를 회수하여 PBS로 2X 희석하여 200-400µL씩 3개의 vials에 각각 접종한다.

(8) 객담 및 인후 검체

오염된 호흡기 검체는 고농도 항생제(10X)가 들어 있는 수송배지에 동량 희석한다. 검체를 세포배양배지에 2~10배(검체의 점도에 따라) 희석한다. 멸균된 유리구슬을 넣고 진탕하여 검체를 균질한 현탁액으로 만든 후 200Xg에서 10분 원침하여 상청액을 접종에 사용한다. 이때 검체의 독성 때문에 희석된 검체를 몇 개 동시에 접종한다.

(9) 체액

척수액(CSF)은 원침 후 침사를 직접 3vials에 각각 200µL씩 접종한다. 부고환, 자궁관, 호흡기 및 정낭(seminal vesicle)에서 흡입한 체액은 바로 수송배지에 넣어 희석한다(동량 희석).

(10) 조직

자궁내막, 자궁관, 폐조직을 생검한 경우는 조직이 마르지 않게 즉시 수송배지에 넣고, 접종 전에 조직 분쇄기(tissue grinder 또는 stomacher)에 넣어 균질하게 만든 후 희석하여 접종한다.

2) 세포배양 준비

(1) 세포주

McCoy, HeLa−229 및 BHK−21 세포는 이수체세포계(heteroploid cell lines)로 연구실에서 계속 계대배양(subculture)하여 사용할 수 있으나 50회 이상 계대배양하면 새로운 세포를 해동하여 사용하는 것이 바람직하다. 사용하는 세포와 사용배지는 미코플라즈마(Mycoplasma)를 비롯한 각종 오염균을 사전에 제거하여야 한다. 여러 가지 배지가 사용될 수 있으나, Eagle's minimum essential medium(EMEM)/RPMI medium이 기초배지로 많이 사용된다. 세포배양배지(cell culture medium)에는 기초배지에 우혈청(bovine serum)이 5~10% 첨가되어야 하고, 우혈청은 반드시 기초배지에 첨가 전 56℃에서 30분간 비동화(inactivation)를 시킨다. 세포배양배지에는 포도당(glucose)을 추가하여 기초배지의 2배 정도 되게 첨가한다. HEPES [4−(2−hydroxyethyl)−1−piperazine− ethanesulfonic acid] 완충액을 첨가하여 산도를 조절한다. BHK−21 세포를 사용하는 경우는 tryptose phosphate broth를 배지의 10% 농도 정도로 첨가한다. 근자에는 15mm 직경의 shell vial에 12mm 직경의 유리덮개−슬라이드(glass cover−slip)를 넣고 세포를 배양한다. Shell vial에 단층세포(monolayer)는 대략 1 X 10^5의 세포를 접종하여 24~48시간 배양하면 유리덮개 슬라이드의 전 면적에 단층을 형성하며 성장한다. Shell vial에 단층세포를 만든 후 24시간 내에 사용하는 것이 효율적이다.

McCoy cell. Chlamydia 배양에 가장 많이 사용되는 세포주로 처음
에는 인체의 윤활세포(human synovial cells)로 알려졌으나, 현재는 마
우스 세포로 판명되었다.

HeLa－229 cell. 사람의 자궁경부암 세포에서 유래된 세포이다.

Hep－2 cell. Human laryngeal carcinoma cell line이다.

※ 세포배양에 사용하는 모든 세포는 아래와 같은 세포처리를 하
여야 Chlamydia 배양에 감수성을 높일 수가 있다.

(2) 세포처리

1. **방사선조사(Irradiation)**. McCoy cell과 BHK－21 cells의 단층세
   포(monolayer)를 trypsinization 하기 전에 ionizing radiation(5,000
   rads)에 노출시켜 더 이상 복제가 되지 않게 하고, 검체를 접종하
   여 Chlamydia 배양에 사용한다.

2. IUdR(5－iodo－2'－deoxyuridine). IUdR 처리는 McCoy cells에
   서 방사선조사(irradiation) 대신에 사용한다. IUdR은 deoxyribonucleic
   acid(DNA) 합성을 방해한다. IUdR(10~25µg/mL)을 세포배양 3일
   간 처리하고 검체 접종을 한다. IUdR 첨가 5일까지도 세포를 사
   용할 수 있으나 Chlamydia 감수성의 변화가 있을 수 있다.

3. DEAE－D(Diethylamino－ethyl dextran). DEAE－D는 polycation으
   로 세포막의 변화를 가져와 세포의 증식을 종식시킨다. DEAE－D
   는 HeLa－229 처리에 우선 사용되나, McCoy cell의 IUdR 처리
   대신에 사용할 수가 있다. 검체 접종 전 실온에서 30분간 20－30
   µg/mL 처리하고 접종 전에 제거한다. DEAE－D 처리는 trachoma
   biovar(A－K) 감염의 감수성을 높여 주나 LGV biovar(L1－L3)에
   는 영향이 없다.

4. **Cytochalasin B**. Cytochalasin B는 진균 대사물(fungal metabolite)

로 IUdR과 비슷하게(1μg/mL) 사용하면 된다. 세포를 키울 때도 사용할 수 있고, 검체를 접종한 후 Chlamydia 배양 중에도 계속 사용한다.

5. Cycloheximide. McCoy cells에 사용한다. 이것은 검체 전에 사용할 필요 없이 검체 접종 후 Chlamydia 배양 중에 사용하여 진핵세포(eukaryotic cell)의 DNA와 단백 합성을 방해한다. 그러나 원핵세포(prokaryotic cells)인 Chlamydia에는 영향이 없다.

※ Cycloheximide 처리는 다른 처리 방법보다 Chlamydia 배양에서 봉입체 수가 많이 생긴다.

(3) 트립신처리(Trypsinization)

세포배양 플라스크의 바닥에 부착되어 자라고 있는 세포를 세포의 기능이나 형태의 변화 없이 분리 수집하여 보관하거나 계획된 수의 세포를 다른 세포배양 플라스크나 shell vial에서 키우기 위하여 trypsin(0.2%) 효소 처리한다.

재료
세포가 자라고 있는 플라스크($25Cm^2$/$75Cm^2$/$150Cm^2$)
Trypsin, 0.2%
세포배양배지(10% 우혈청을 함유한 EMEM 또는 RPMI)

방법
1. 세포배양 플라스크로부터 세포배양배지를 제거한다.
2. Trypsin(2~3mL/$75Cm^2$) 또는 phosphate buffered saline(Mg^{++}, Ca^+ free)로 단층세포를 헹군다.
3. Trypsin(2~3mL/$25Cm^2$)을 단층세포에 덮는다.

4. 1~2분 실온 및 37℃에서 배양한다. 중간이라도 단층세포가 바닥에서 떨어지기 시작하면 PBS 10mL이나 우혈청을 함유한 성장배지 5mL을 중첩시켜 trypsin을 중화한다.
5. 원심분리(300Xg, 5분)하여 하층의 세포만 남기고 상층 PBS나 성장배지를 제거한다.
6. 성장배지를 첨가하여 75Cm^2 flask에 넣고 배지 양이 30mL되게 추가한다.
※ 만약 방사선(irradiation)이 세포 처리에 사용되면 세포 종류에 따라 다소 다르나 대략 trypsinization 2~5일 전에 처리한다.

(4) 세포수 계산(Cell count)

트립신처리 후 단위 부피 내에 세포수(농도)를 계산하여 필요한 양만큼 새로운 세포배양 플라스크나 shell vial에 계대 배양한다(그림 6－6).

재료

혈구계산기(Hemocytometer). 0.1mm 높이
계산기(Counter)
Trypan blue, 0.4%

방법

1. 혈구계산기(Hemocytometer)와 덮개 슬라이드(cover slide)를 95% 알코올로 깨끗이 닦아 건조시킨다.
2. 혈구계산기의 양쪽 언덕을 증류수로 적신 후, 덮개 슬라이드가 움직이지 않게 올려놓는다.
3. 세포 부유액 0.5mL에 trypan blue 0.5mL을 혼합한다(1:1 희석). 희

석액을 소량 미세피펫(capillary pipette)을 사용하여 혈구계산기 내로 용액을 채워 넣는다(억지로 과량 주입되지 않게 한다).

4. 10 X 10배 현미경으로 혈구계산기에 백혈구 계산 구역(4구역) 내에 세포를 계산한다.

5. 공식. 4구역 세포수/4(계산한 구역 수) X 혈구계산기 환산지수 (10,000) X 부유액 희석 배수(2X)＝총 세포수/mL.

※ Trypan blue로 염색하면 죽은 세포는 푸르게 염색되고 세포벽이 쭈글쭈글하거나 터져 있다. 살아 있는 세포는 trypan blue에 염색이 안되고 세포벽이 매끈하고 반짝반짝 빛난다.

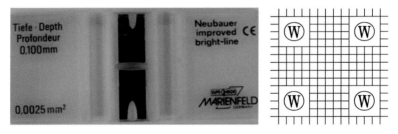

그림 6-6. 세포수 계산기(Hemocytometer): Neubauer chamber(depth: 0.1mm). 백혈구 계산 구역 ⓦ 4칸에 있는 살아 있는 세포수를 계산한다.

(5) 세포수 희석

처음 농도 2,500,000/mL(CI)의 세포배양액을 150,000/mL(CF) 농도로 50mL(VF) 만들어 보자.

1. 공식

CI X VI＝CF X VF

2,500,000/mL X VI＝150,000/mL X 50

VI＝150,000 X 50/2,500,000＝3mL

CI＝Initial concentrate(처음 농도): 2,500,00cells/mL

VI＝Initial volume(채취 양): 3mL

CF＝Final concentration(마지막 농도): 150,000cells/mL

VF＝Final volume(원하는 양): 50mL

※ 원래 세포 부유액(3mL, VI)에 47mL의 성장배지를 넣어 150,000 세포/mL(CF)의 새로운 세포 부유액(50mL, VF)을 만든다.

3) Shell vials에 검체 접종

재료

Shell vial. 세포가 바닥에 놓여 있는 원형 슬라이드에 충분히 자라 원형 슬라이드를 빈틈없이 덮고 있어야 한다

양성 검체

음성 검체(수송배지)

환자 검사물

세포배양 배지(Eagle's MEM 또는 RPMI medium, 10% 우혈청/HEPES buffer)

Cycloheximide stock solution(400μg/mL)

검체처리

냉동 검체는 37℃의 수조에서 흔들어 신속히 녹인다. 검체를 진탕기에서 진탕하든가, 초음파 기기로 1~2초 잠깐 처리하여 검체를 균질화시킨다.

※ 병원에서는 일반적으로 수송배지에 2~3mm 직경의 유리구슬을 2~3개씩 넣어 임상에 보내면 편리하다.

1. 요도/자궁경부/인후 검사물

1) 검체접종이 당일 불가능할 경우는 −70℃에 보관(2SP 수송 배지)
2) 진탕기에서 1분간 검체 진탕
3) 면봉제거
4. 200Xg에서 10분 원심분리하여 세포 찌꺼기를 가라앉히고 상청액을 접종한다.

2. 가래톳(bubo pus). 유독물질을 희석하고 오염을 방지하기 위하여 조직은 조직분쇄기로 갈아 20%(W/V) 수송배지나 배양배지에 부유시키고, 10X 항생제(세포배양 배지에 첨가하는 항생제 농도의 10X 항생제 농도)를 첨가한다. 검체 부유액을 4℃에서 18~24시간 방치하여 Chlamydia 균체가 배지 내로 방출되어 나오게 한 후 200Xg로 10분간 원심하여 조직을 가라앉히고 상청액을 접종한다. 검체의 절반은 반드시 −65℃ 이하 냉동고에 보관하여 다음 연구를 한다.

3. 객담 및 오염된 검체
   1. 검체:수송배지＝1:4
   2. 항생제 추가 첨가(세포배양 배지의 10배)

※ 객담(타액 제외) 0.5-1mL에 고농도 항생제를 포함한 수송배지(SPG) 2-4mL을 첨가하고 4℃에 2-4시간 방치한다. 유리구슬 2-3개를 넣어 vortex mixer로 3-5분 진탕하여 Chlamydia가 수송배지에 용출되게 한다. 200Xg로 10분간 원침하여 상청액을 3개의 vials에 각각 200~400μL씩 접종한다.

단층세포에 검체 접종

1. 접종하기 전에 세포배양 shell vials에 단층세포가 충분히 자랐는지 관찰한다.

2. 검체당 vials 3개, 양성 검체 1개, 음성 검체 1개, 비접종 vial 1개를 표시한다.

3. Vials에서 배지를 제거한다.

    IUdR로 전 처리한 경우는 수송배지로 사용하던 2SP로 세척한다, 만약 DEAE－D로 처리할 경우는 2SP(DEAE－D 20－30μg/mL 포함) 1mL 정도를 넣고 실온에서 최소 30분 방치한 후 제거한다.

4. 검체, 양성, 음성 검체를 각각 0.2mL씩 접종한다. 검체는 3mm 유리구슬로 진탕하여 검체를 균질화시킨다. 조직 파쇄기를 사용하면 편리하고 안전하다.

5. 원심분리기를 사용하여 33℃~35℃에서 1시간 원심한다. 최소 2,000Xg로 조절한다. 원심분리기는 원심 전에 공회전시켜 미리 온도를 올려 주는 것이 좋다. 일반 원심분리기는 원심 중에 원하는 온도가 넘어갈 수가 있으므로 미리 조절하여 놓는다.

6. 원심분리 중 필요한 cycloheximide가 2μg/mL 들어 있는 Chlamydia 성장배지를 만든다. Cycloheximide는 lots No.마다 역가가 다를 수 있으므로 새 lots No.마다 역가를 측정하여 원액을 냉동 보관한다.

7. 접종 검체를 배지나 2SP를 사용하여 검체 찌꺼기를 제거한다. 가래톳이나 조직 검체의 경우는 독성 물질을 갖고 있기 때문에 반드시 찌꺼기를 제거하여야 한다.

8. Cycloheximide(2μg/mL)을 함유한 Chlamydia 성장배지를 1mL씩 각 vial에 넣는다.

9. 검체가 접종된 shell vials는 35℃, 5~10% CO_2 배양기에서 48~72시간 배양한다.

※ 단클론항체(MoAb)를 이용한 면역형광염색을 할 경우는 배양 24시간부터 염색할 수가 있다.

4) Chlamydia 증폭배양

Chlamydia 증폭은 항원 제조 및 여러 가지 연구에 필요하므로 양성 검체는 반드시 증폭하여 보관한다. 증상이 없는 환자의 경우는 균체가 소량 존재하므로 접종 72~96시간 후에 계대배양(subculture)을 하여 양성률을 높일 수 있다. 가래톳 검체는 반드시 희석(10^{-1}, 10^{-2})하여 접종하고 계대배양을 실시한다. *C. pneumoniae*는 접종 3~5일 후에 계대배양을 실시하는 것이 양성률을 높일 수 있다. *C. psittaci*는 접종 시 원심할 필요가 없이 접종 후 5~10일까지 배양을 연장하여 감염률을 높일 수 있다.

(1) 계대배양

Chlamydia 회수(harvest)는 봉입체가 가장 많이 형성되었을 때 실시한다(일반적으로 접종 후 48~72시간). 세포배양 shell vial에서 Chlamydia 성장배지를 절반 정도 제거하고 3~4개의 유리구슬(3mm 직경)을 넣고 소용돌이 혼합기에서 진탕하여 세포를 파괴하든가, 세포파쇄기(sonificator)를 사용하여 1~5초간 세포를 파괴한다. 원침(200Xg, 10분)하여 세포 잔사를 버리고 상청액을 재접종에 사용한다. 계대배양이 지연될 것 같으면 2SP(0.2M sucrose－0.02M phosphate)로 Chlamydia 성장배지를 대치하여 －65℃에 바로 보관한다. 여러 개의 shell vials를 합쳐서 동일한 방법으로 봉입체를 농축할 수도 있다. Shell vial에 감염 정도는 원액, 10^{-1}, 10^{-2}, 10^{-3}…… 등으로 희석하여 계대 배양하여 감염 정도를 파악한다.

(2) 봉입체 계산

봉입체 수를 도립위상차현미경(inverted phase contrast microscope, 40 X

10, HPF)으로 관찰하여 감염 정도를 계산한다(그림 6-7).

저농도 감염. 40 X 10에서 평균 1개 이하의 봉입체가 관찰될 때.

중등도 감염. 40 X 10에서 평균 1개 정도의 봉입체가 발견될 때.

고농도 감염. 40 X 10에서 평균 10개 이상의 봉입체가 관찰될 때.

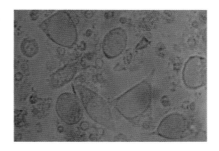

그림 6-7. McCoy 세포에 감염된 *C. trachomatis.* 도립위상차현미경(inverted phase contrast microscope, 40 X 10, HPF)으로 McCoy 세포의 봉입체(inclusion body)를 관찰할 수 있다.

※ 일반적으로 저농도 감염은 고배율(10 X 40)에서 20 fields를 관찰하고, 중등도 및 고농도 감염은 10 fields를 관찰하여 봉입체 수를 계산하여 평균한다.

5) 클라미디아 보관(Chlamydia storage)

Chlamydia 검체는 2SP(0.2M sucrose-0.02M phosphate), 4SP(0.4M sucrose-0.02M phosphate), SPS(sucrose phosphate glutamate)를 수송배지로 사용하며, 검사가 지연되거나 장거리 수송을 위해서는 그대로 4℃, -20℃, -60℃ 및 nitrogen tank에 넣어 보관하거나 수송한다. Shell vials에 Chlamydia를 배양한 경우는 Chlamydia 성장배지를 버리고 2SP, 4SP, SPS를 1mL씩 넣어 같은 방법으로 보관한다. 농축된 Chlamydia를 보관할 경우는 마찬가지로 농축에 사용한 용액(상청액)을 버리고 2SP, 4SP, SPS를 1mL씩 넣어 같은 방법으로 보관한다.

6) 검사실 안전(Safety)

*C. trachomatis*는 생물오염관리 2단계(biocontainment. BCL 2)로 특별히 고도의 위험성이 있는 병원체는 아니다. 그러나 실험자가 가끔 소포결막염(follicular conjunctivitis)을 나타내는 경우가 있다. 성병림프육아종(lymphogranuloma venerum, LGV)은 침입성이 강하여 실험자가 세포파괴나 원심분리 중 기포(aerosol)가 형성되어 폐렴이나 림프절염 등을 나타내는 수가 있다. *C. psittaci*는 매우 위험한 병원체로 검사실에서 취급 시 주위를 기울여야 하며, 생물오염관리 3단계(BCL 3)에 해당하는 시설이 없는 검사실에서는 취급하여서는 안 된다. *C. pneumoniae*에 의한 검사실 감염도 보고되고 있으나 주로 상부 호흡기감염으로 임상 증상이 경미하다.

*Chlamydia*를 취급하는 검사실에 근무하는 사람은 다음과 같은 주의 사항을 반드시 준수하여야 한다.

1. 검사실 내 모든 안전사고는 책임자에게 보고하여야 한다.
2. 입으로 피펫을 빨아서는 절대 안 되고, 자동 피펫을 사용한다.
3. 검사실 내에서는 절대 음식이나 음료수를 마셔서는 안 된다.
4. 손 씻기를 생활화하여야 한다. 자주 손을 씻고 손으로 얼굴을 만지지 말 것.
5. 검사실 안에서는 항시 실험복을 입고 오염되었을 때는 즉시 바꾸어 입어야 한다. 실험복을 입고 실험실을 나가서는 안 된다.
6. 감염성 물질 및 독성 물질을 다룰 때는 항시 1회용 장갑이나 집게를 사용한다.
7. 눈에 검사물이 들어가지 않게 하며, 안전상자 안에 있는 자외선으로부터 보호한다.
8. 작업대는 흡착성이 있는 종이수건을 깔고 일을 시작한다. 만약

작업대가 오염되었을 경우 즉시 소독수가 적셔진 종이 수건을 사용하여 작업대를 소독한다.

9. 작업과 작업 사이 또는 작업이 끝났으면 소독제로 작업대를 청소한다.

10. 검사물로 필요 없는 분무현상(aerosols)을 만들지 말아야 한다. 소용돌이 혼합기(vortex mixer) 등으로 분무현상이 있을 경우는 반드시 마개로 차단된 튜브나 바이알(vials)에서 실시하고, 마개를 열기 전에 1분 정도 원침하여 분무현상이 가라앉을 때까지 기다리면 안전하다.

11. 감염성이나 독성의 물질이 분무현상을 형성할 경우는 안전상자 안에서 일을 한다.

12. 검사실 용기는 깨진 것, 외형이 변한 것 또는 오염된 것은 사용하지 않는다.

13. 모든 용액은 마개가 있어 엎질러지지 않게 한다.

14. 감염성의 물질 및 용기는 반드시 가압증기멸균(autoclave)하여 버린다.

15. 오염된 폐기물과 오염 안 된 폐기물을 구분하여 버린다.

16. 감염성, 독성, 부식성, 폭발성 물질은 오염 방지 처리, 중화 처리하여 버린다.

17. 오염된 장소에 있는 물질을 깨끗한 장소로 옮기지 않는다.

18. 독성, 감염성 물질을 검사실에 장기간 계속 방치하여서는 안 된다.

19. 일을 마치고 검사실을 나갈 때는 특별한 목적과 지시가 없는 한 모든 기기(burners, microscopes 등)의 전원을 끄고 나간다.

배지 및 시약

2SP(0.2M sucrose − 0.02M phosphate)

　Sucrose　　　　　　　　　　　　　　　　　68.46g

K$_2$HPO$_4$	2.01g
KH$_2$PO$_4$	1.01g

※ 각각 증류수에 녹여 3가지 용액을 합쳐 1,000mL가 되게 한다. 20분간 가압증기멸균한다. 0.5~2.0mL씩 분주하여 수송배지 및 균체 보관에 사용한다. 단기간 사용은 4℃, 장기간 보관은 −20℃에 보관한다.

4SP(0.4M sucrose−0.02M phosphate)

Sucrose	136.92g
Na$_2$HPO4	2.26g

※ 증류수 600mL에 sucrose, 증류수 200mL에 Na$_2$HPO$_4$를 각각 녹여 합치고 증류수로 전체가 1,000mL되게 한다. 1N HCl로 pH가 7.0~7.1되게 조절한다. 20분간 가압증기멸균하고 적당 양씩 분주하여 4℃에 보관한다. 수송배지 및 균체 보관에 사용한다.

SPG(sucrose phosphate glutamate)

Sucrose	75.00g
KH$_2$PO$_4$	0.52g
K$_2$HPO$_4$	1.22g
Glutamic acid	0.72g

※ 각 시약을 증류수에 녹여 전체 양이 1,000mL가 되게 한다. pH를 7.4~7.6으로 조절하고 막필터(0.45μm)를 사용하여 여과한다. 항생제를 첨가한다. 적당량씩 분주하여 4℃에 보관한다. 수송배지 및 균체 보관에 사용한다.

항생제(antibiotics)

Gentamicin	10μg/mL
Nystatin(mycostatin)	25units/mL
Streptomycin	50μg/mL

Vancomycin	100μg/mL
Neomycin	100μg/mL
Amphotericin B(fungizone)	2μg/mL

※ 각 항생제의 농도는 최종 농도로 수송배지 및 성장배지에 사용
한다(다음과 같은 조합을 사용한다).

Gentamicin－Nystatin

Streptomycin－Vancomycin－Nystatin

Streptomycin－Neomycin－Nystatin

※ Amphotericin B는 세포배양에 독성 수준인 2μg/mL이 넘지 않도
록 한다. 첨가 항생제는 배지의 보관에 따라 항생제의 효능이
감소하는 것을 감안하여 일정 기간만 사용하여야 한다.

0.01M PBS(phosphate buffered saline, pH 7.2)

원액(stock solutions)

$0.1M$ Na_2HPO4(anhydrous)	14.2g/L
$0.1M$ NaH_2PO4	26.8g/L
8.5% NaCl	85.0g/L

※ 각각의 원액(stock solution)을 1L씩 만든다.

사용액(working solution)

$0.1M$ Na_2HPO4	28.mL
$0.1M$ NaH_2PO4	72.0mL
8.5% NaCl	100.0mL
증류수	800.0mL

※ 20분간 가압증기멸균하여 사용한다.

세포 성장배지(cell growth medium)

RPMI 1640(Gibco BRL)	10.40g
FCS(10%)	100.00mL

Dextrose	5.00g
HEPES	4.77g
Sodium bicarbonate	2.00g
L-glutamine	0.20g
Gentamicin(10µg/mL)	0.25mL
Nystatin(25units/mL)	2.50mL
Vancomycin(100µg/mL)	2.00mL
D/W(총량)	1000.00mL

※ 막필터(0.45µm)를 사용하여 여과한다.

Chlamydia 성장배지

세포 성장배지(cell growth medium)	200mL
Cycloheximide(200X)	1mL

우혈청(bovine serum)

여러 가지 상품화된 우혈청(fetal bovine serum: FBS)이 시판되고 있다. 사용 중에 미코플라즈마(mycoplasma), 세균, 진균에 오염되지 않게 사용하여야 한다. FBS는 사용 전에 56℃에서 30분간 비동화하여 4℃에 보관하여 사용한다.

HEPES buffer(N-[2-Hydroxyethyl]piperazine-N'-[2-ethanesulfonic acid])

1M stock solution(50X concentration)

HEPES	23.83g
증류수	100.00mL

※ 유리 용기에서 용액으로 만든 후 하룻밤 방치하여 1N NaOH로 pH 7.5를 맞춘다. 막필터(0.45µm)를 사용하여 멸균하여 실온에 보관한다. 사용 전 0.02M로 만들어 사용한다(20mL의 1M stock solution을 1L의 배지에 넣는다).

PBS(phosphate buffered saline), Mg^{++} and Ca^{++} free

NaCl	8.0g
KCl	0.2g
Na₂HPO4	1.15g
KH₂PO4	0.2g
증류수(총량)	1000.0mL

※ 가압증기멸균(121℃에서 20분간)한다.

Physiologic saline(0.85%)

NaCl	0.85g
증류수	100.00mL

Trypan blue(0.4%)

Trypan blue dye	0.40g
생리식염수	100.00mL

※ 사용 전에 종이 필터를 사용하여 여과하고, 보통 0.1% 또는 0.2%
로 희석하여 사용한다.

DEAE－D(Diethylaminoethyl－Dextran, 1mg/mL)

DEAE－D	0.1g
증류수	100.0mL

※ 가압증기멸균하고, 4℃에 보관 사용 전에 2SP 또는 SPG로 1:33
희석하여 사용한다. 최종 농도는 30μg/mL이다.

Cycloheximide

Stock solution ＝400μg/mL(200X)

막필터(0.45μm)로 여과 후 0.5mL씩 분주하여 냉동 보관(－20℃)
한다.

Working solution＝2μg/mL

세포배양배지(100mL)에 stock solution 0.5mL을 넣어 최종 농도

(2μg/mL)를 만든다.

3. 항원 검사

임상 검체에서 직접 C. trachomatis의 항원 검출은 주로 C. trachomatis 주외막단백(major outer membrane protein: MOMP)에 특이한(specific) 단클론항체(monoclonal antibody, MoAb)나 모든 Chlamydia에 공통으로 존재하는 지질다당질(lipopolysaccharide, LPS)에 특이한 단클론항체(monoclonal antibody)나 다클론항체(polyclonal antibody)를 사용한다. 검출기(detector)로 fluorescence isothiocyanate(FITC)를 항체에 결합시켜 직접형광항체염색(direct fluorescent antibody stain, DFA)을 하든가, 검출기로 효소를 결합시켜 96-well plate나 beads를 사용하여 효소면역법(enzyme immunoassay, EIA) 또는 microparticle immunoassay(MEIA)를 실시한다. EIA는 결과물의 색조나 화학발광검사(chemiluminescence test)로 측정한다. DFA의 예민도와 특이도는 55~96%이나, 중등도(<10% 유병률)의 감염률이 있는 곳에서는 82~99%나 된다. EIA의 예민도와 특이도도 44~92%가 되나 유병률이 중등도의 집단에서는 92~98% 정도 된다[Warford 등, 1999].

DFA의 특징은 검체 내에서 원주상피세포의 채취 유무를 현미경으로 동시에 관찰할 수가 있어 검체의 타당성을 판단할 수가 있으며, 신속하게(30~40분) 검사를 할 수가 있는 장점이 있다. DFA는 대부분 단클론항체를 사용하여 C. trachomatis에 특이하나, 간혹 S. aureus에서 위양성이 나타날 수가 있다. 직접형광항체염색(DFA)은 검사물이 많은 경우는 검사 비용이 증가하고 검사실에서 검사 업무가 증가하여 검사 건수가 많은 병원에서는 사용하기 적합지 못하다.

EIA는 제품에 따라 30분부터 4시간 사이에 검사가 가능하여 검사실의 규모 및 검사 건수를 참조하여 선택하여야 한다. 검사 최종 산물은 색조를 나타내어 대부분의 검사가 자동화되어 있다. 많은 검사물을 동시에 자동으로 검사할 수가 있어 편리하나, 검체 채취의 타당성을 평가하기 힘들고, *Enterobacteriaceae*, *Gardnerella*, *Neisseria* 및 *Salmonella*와 교차반응을 일으킨다. 뿐만 아니라 비특이적으로 면역글로브린(immunoglobulins)과 결합하여 위양성을 나타내기도 한다. 특이도가 낮아 유병률이 낮은 집단에서 양성인 경우는 반드시 확인 검사를 실시하여야 한다. 확인 검사로는 양성 검체를 중화 항체로 중화시킨 후 효소면역분석법(EIA)으로 재검하든가, EIA 검사를 하고 남은 검사물은 원심분리 후 침전물로 세포배양, 직접형광항체염색(DFA) 및 핵산증폭검사(nucleic acid amplification, NAA)를 실시한다.

최근에는 임신반응검사와 같이 환자가 직접 검사할 수 있는 현장검사(point-of-care test)로 간편한 검사가 개발되고 있으나 경제적 및 민감도(60~70%) 면에서 만족스럽지 못하다. 앞으로 검사 비용의 감소 및 민감도가 높아지면 환자가 직접 검사를 하거나 외래에서 검사를 할 수 있으므로 Chlamydia 관리 측면에서 기대할 만한 검사이다.

4. 혈청학적 검사

혈청학적 검사는 모든 종의 Chlamydia 감염 항체를 측정하는 것으로 보체결합법(complement fixation test, CF), 미세-면역형광법(micro-immunofluorescence test, micro-IF), 봉입체면역형광법(whole inclusion immunofluorescence test, WIE), 제조합효소결합면역흡착법(recombinant enzyme-linked immunosorbent assay, rELISA)이 있다[Warford 등, 1999].

보체결합법은 Chlamydia의 지질다당질(lipopolysaccharide, LPS)을 정제하여 항원으로 사용하기 때문에 모든 Chlamydia의 혈청학적 진단에 사용할 수 있으나 주로 성병림프육아종(LGV) 진단에 사용되며, 항체 역가의 4배 이상 상승하거나 최초 검사 시 1:64 이상이면 최근 감염으로 진단할 수 있다.

M-IF는 주로 *C. trachomatis*의 혈청형 결정에 사용되었으며, 검사는 각 혈청형의 균체 항원을 유리 슬라이드 위에 점상으로 찍어 아세톤으로 고정한 후 검사혈청을 가하여 항원과 반응시키고 FITC 결합 항-인항체(IgG/IgM/IgA)를 반응시킨 후 형광현미경으로 관찰하여 판정한다. 클라미디아 항원으로 15개 혈청형의 균을 모두 사용하기도 하나, 서로 교차반응이 있으므로 항원성이 비슷한 C/J, D/E, F/G, K/L3. A, B, H, I의 항원을 함께 사용한다. 최근에는 *C. pneumoniae* 감염의 혈청학적 진단에도 미세면역형광법을 사용하고 있다. 항체 역가의 4배 이상 증가나 IgM 항체가가 1:16 이상 또는 IgG 항체가가 1:512 이상이면 최근감염(recent infection)으로 진단하고, IgG 역가가 1:16부터 1:256은 과거감염(past infection)을 의미한다.

봉입체면역형광법(whole inclusion immunofluorescence, WIF)은 혈청형 L2를 McCoy 세포에 감염시켜 multi-well slide에서 자라게 하고, 고정하여 혈청의 항체가 측정할 때 사용한다. 항체검사 건수가 적을 경우는 검사실에서 표준균주 *C. trachomatis*(혈청형 D/E)를 shell vials에서 배양하여 덮개 슬라이드를 고정하여 냉동 보관하였다가 사용하면 편리하다. rELISA(IgG, IgA 및 IgM)가 최근 상품화되어 사용되고 있다(Medac, Hamburg, Germany). 이외에도 immunoblotting이나 EIA가 *C. trachomatis*의 heat shock protein(Hsp60)에 대한 항체를 측정하여 자궁관염에 의한 불임 진단에 사용되고 있다.

Chlamydia 감염을 혈청학적으로 진단할 수 있는 방법은 현재로서는 제한적이다. 임상에서 감염의 잠복기가 길고 불확실하기 때문에 혈액을 일정 기간을 두고 2번 채취하기는 실질적으로 불가능하며, 고

위험 군에서는 배경 항체가가 높기 때문이다. 성병 진료소에서는 균체가 발견 안 되면서도 남자는 25%, 여자는 60~70%의 항체를 갖고 있다. 급성기와 회복기 혈청에서 항체가가 4배 이상 증가하면 최근 감염을 의심하나, 일회 검사에서 항체는 과거 감염과 감별하기가 힘들다. 특정 장소의 분비물에서 Chlamydia에 대한 항체는 단기간 생성되기 때문에 최근감염과 관계가 있다. IgM 항체는 최근 감염을 뜻하나 항상 고역가로 나타나는 것은 아니어서 IgM 항체가가 낮다고 하여 진단을 배제하여서는 안 된다. 주로 신생아의 초 감염 진단에 사용된다. 항체가는 질환의 종류와 관계가 있어서 성병림프육아종(LGV)에서는 항체가가 높고, 자궁관염에서는 자궁경관점막염(endocervicitis)보다 항체가가 높다. 배양 양성에서의 항체가는 배양 음성보다 항체가가 높다. 재감염 시는 초 감염보다 IgG 항체가가 높다. 임상 검사실에서 Chlamydia에 대한 혈청학적 진단은 미세-면역형광법이 주로 사용되고 있다.

1) 보체결합검사(Complement fixation: CF)

보체결합검사(CF)는 군-특이성을 나타내어 모든 Chlamydia 진단에 공통적으로 사용된다. 항원으로는 Chlamydia 외막에 존재하는 지질다당질(lipopolysaccharide, LPS)을 정제하여 사용한다. 보체결합검사는 앵무새병, 성병림프육아종(lymphogranuloma venerum, LGV)에서 항체 측정에 사용될 수 있으나, 눈 및 요도 감염(혈청형 A-K)에서 항체를 측정하기에는 민감도가 떨어진다. 눈과 생식기에 감염된 경우는 50% 이상에서 1:16 이상의 항체가를 나타내나, 앵무새병 및 성병림프육아종에서는 항체가가 1:64 이상이 보통이다. 앵무새병 및 성병림프육아종에서는 급성기와 회복 혈청에서 항체가가 4배 이상 상승

한다. Psittacosis에서는 항체 생성이 2~4주까지 늦게 오르는 경우가 있어 진단이 어려운 경우가 있을 수 있다. 질환이 만성이거나 재발하는 경우는 일회 검사라도 혈청 항체가가 1:64 이상 올라가며 임상 증상을 동반하면 임상적으로 의의가 있다. 성병림프육아종에서 급성기 혈청을 얻기는 쉽지 않고 이미 증상이 나타나 병원에 방문하는 경우는 몇 주의 기간이 지나기 때문에 일회 혈청가가 1:64 이상인 것을 확인한다. 지질다당질(lipopolysaccharide, LPS)을 항원으로 사용하기 때문에 Chlamydia의 species를 감별할 수는 없다. 보체결합검사는 일반적으로 검사실에서 시술하기에는 복잡하여 이 책자에서 검사방법은 취급하지 않았다.

2) 효소면역검사(Enzyme immunoassay, EIA)

효소면역검사는 많은 검체를 짧은 시간 내에 검사할 수 있어 편리하나, 적절한 표준물질이 없어 결과 해석에 어려움이 있다. 주로 군-특이(group-specific), 종-특이(species-specific) 또는 복합 항원을 사용하여 혈청 내에 IgG, IgA, IgM 항체가를 측정한다. 검사 방법으로는 indirect hemagglutination, neutralization, precipitation, gel diffusion, enzyme-linked fluorescence, immunoperoxidase, immunoelectrophoresis 등의 방법이 있다. 효소면역검사는 보체결합검사보다 예민하나 다가 항체를 사용하여 특이도가 떨어져 유병률이 낮은 지역에서 사용할 경우 양성의 경우 반드시 확진 검사가 필요하다. 앵무새병 및 성병림프육아종 진단에 사용할 수 있으나 눈이나 비뇨기 감염에는 아직 충분한 평가가 이루어지지 않았다. 최근에는 recombinant EIA로 Chlamydia 항체(IgG 또는 IgM)를 측정하는 검사가 상용화되고 있다. 지질다당질 (lipopolysaccharide, LPS), 3-deoxy-D-manno-2-octulopyranosonic acid의 recombinant immunoassay는 기본체(elementary body, EB) 자체를 항원으로 사용한 EIA보다 예민도와 특이도가 낮다[Warford 등, 1999].

3) 미세 – 면역형광법(Micro – immunofluorescence test, Micro – IF)

미세 – 면역형광법(Micro – IF)은 간접면역형광(indirect immunofluorescence) 검사로 소량의 혈청만 있어도 검사가 가능하다. 1970년대 초 Washington University의 Dr. Wang에 의하여 고안되었으며 Chlamydia 균종의 혈청형 결정 및 항체가 측정을 위하여 고안되었다. 균이 배양된 경우는 성병림프육아종과 봉입체결막염에서는 100%, 요도염에서는 90%에서 항체를 발견할 수가 있으며, 균 배양 음성에서도 항체가 발견될 수 있다. 혈청뿐만 아니라 눈이나 비뇨생식기의 분비물에서도 Chlamydia 항체가 발견된다.

Micro – IF 검사를 여러 가지로 변형하여 사용할 수가 있으나 항시 기존의 표준화 방법과 비교하며 변형하여야 한다. 사용 항원은 포르말린(formalin)에 고정하면 항원성(antigenicity)을 증가시킬 뿐만 아니라 비감염성이 되어 취급하기 편리하고, 4℃에 보관하면 몇 년간 장기간 보관할 수가 있다. 사용되는 항원은 항원의 혈청형에 따라 상당히 유사성을 나타내므로 비슷한 항원성을 나타내는 혈청형끼리 섞어서 사용하면 검사를 보다 수월하게 할 수가 있다. 혈청형 C/J, E/D, F/G, K/L3은 서로 교차반응이 있으므로 한꺼번에 혈청형 검사를 할 수가 있으며, 그 지역에서 배양되는 균주의 우세 혈청형을 먼저 검사하면 편리하다. 항원성이 비교적 광범위한 L1 또는 L2를 공통항원을 사용하여 항체가를 측정하면 편리하나 세부적인 혈청형을 검출할 수는 없다. 혈청을 1:8부터 시작하여 16, 32, 64, 128, 256, 512 배수로 희석하여 항체가를 측정한다. 소아에서 C. trachomatis에 의한 폐렴은

IgM 항체의 증가가 특이적이라 진단에 유용하다. IgG 항체는 생후 6~9개월이 지나야 모체로부터 받은 IgG 항체가 사라지기 시작하므로, 이후부터 IgG 항체가의 증가를 진단에 사용할 수 있다. 소아에서 *C. trachomatis*에 의한 폐렴인 경우 IgM 항체가 1:32 이상이면 진단에 도움을 줄 수가 있다. *C. pneumoniae*에 의한 감염은 IgG는 ≥1:512, IgM 은 ≥1:16 이상이면 최근 감염(recent infection)으로 진단할 수가 있고, IgG 역가가 1:16부터 1:256은 과거감염(past infection)을 의미한다.

5. 분자생물학적 검사

C. trachomatis 진단에서 처음으로 DNA를 이용한 검사가 1989년 미국 FDA의 승인을 받은 이후 계속 발달하여 현재는 실시간중합효소연쇄반응(real time PCR)까지 자동화되었다. 핵산증폭방법이 개발되어 소변을 비롯한 모든 검체를 쉽게 빠른 시간에 검사할 수 있게 되어 최근에는 표준방법(golden standard)이었던 세포배양방법보다 예민도 면에서 우위를 차지하게 되었다. 처음에는 *C. trachomatis*의 rDNA 에 대한 DNA probe(PACE, Gen－Probe, San Diego, Calif.)가 개발되었으며, 현재는 *Neisserria gonorrhoeae*를 동시에 진단할 수 있는 키트도 개발되어 크고 작은 검사실에서 사용하기 편리하게 되었고, 특히 유병률이 높은 집단에서 선호하고 있다. 검사 시간은 2~3시간이면 충분하나 고가의 검사 장비와 시약 값이 비싼 것이 단점이다. Acridinium ester를 사용한 DNA probe는 검체의 rRNA와 결합하여 화학발광(chemiluminescence)을 luminometer로 측정한다. 예민도는 60~80%, 특이도는 95~99% 정도이다[Warford 등, 1999]. 결과 판독에서 경계구역(borderline zone)은 재검을 실시하여 예민도를 높일 수가 있다. DNA probe 검사의 특이도가 높지만 확진 검사로 probe competition assay(PCA)

를 사용하는데 이것은 면역검사의 EIA blocking assay와 비슷하다.

　C. trachomatis의 핵산을 증폭하는 방법은 polymerase chain reaction (PCR Amplicor, Roche Molecular systems), ligase chain reaction(LCx assay, Abbott Diagnostic), transcription－mediated amplification(AMP－CT/APTIMA Combo－2, Gene probe), strand displacement amplification (ProbeTec, BD Diagnostic system) 등이 있다. DNA 증폭 표적(target) 부위는 23S－rRNA, ompA 및 플라스미드(cryptic plasmid) 유전자를 증폭하여 진단한다. C. trachomatis는 한 개의 기본체에 7~10개의 플라스미드가 존재하므로 플라스미드 유전자를 증폭하는 것이 예민도가 높다.

　근자에 북－구라파(스웨덴 등)에서는 플라스미드 염기순서에 변종이 생겨 C. trachomatis의 MOMP－유전자와 함께 증폭할 것을 권장하고 있다. 저자는 계속 플라스미드와 ompA를 동시에 증폭하는 이중－PCR(dual PCR)을 실시하고 있으나 아직까지 C. trachomatis 플라스미드의 변종이 발견되지는 않고 있다[이 등, 1999].

　증폭된 DNA는 특이 탐색자(probe)를 부합화(hybridization)시켜 검출할 수 있으며 전 과정을 효소면역검사(enzyme immunoassay)처럼 자동화할 수가 있다. PCR과 LCR은 세포배양법보다 예민도가 15~20% 높으며, 반자동으로 대량 검체를 검사할 수 있고, 화학물질(AmpErase, uracile－N－glycosylase)을 첨부하여 검사 진행 중에 발생할 수 있는 오염을 방지할 수 있는 장점이 있다. 상품화된 1세대 PCR 키트의 예민도는 81~100%이나, 제3세대 검사인 transcription－mediated amplification(TMA)은 23S ribosomal RNA를 표적으로 하여 핵산을 증폭하는 방법으로 PCR 및 LCR과 함께 소변을 비롯한 모든 검체를 검사할 수 있다. 다른 증폭방법으로는 Q beta replicase, nucleic acid sequence－based amplification, strand displacement amplification 등이 있다. 일반적으로 상품화된 핵산증폭이 세포배양, 항원검사 및 DNA 부합화(hybridization)보다 민감도 면에서 20% 정도 더 예민하다. PCR 방법의 민감도가 100%가 되지 못하는 이유는 검체 내에 방해물질 때문이며 방해 물질은 검체의 종류에 따라 다르다. 일반적으로 PCR, LCR 및 TMA의 민감도는 99% 수준이다. 특히 여성에서 소변을 핵산 증폭할 때 *Taq* polymerase에 대한 방해물질은 위음성의 원인이 되나 보관하거나 원심분리하면 제거되기도 한다.

첫 소변(fist voiding urine, FVU)을 검사할 경우 PCR, LCR, TMA 등의 민감도가 88.5~93.5% 정도로 세포배양의 민감도(80~85%)보다 높아 핵산 증폭 방법이 Chlamydia 검출에 있어서 세포배양과 더불어 표준방법(golden standard)의 자리를 차지하게 되었다. 핵산 증폭 방법은 특히 감염률이 낮은 집단에서 첫 소변 검체로 집단검사 등을 실시할 때 적합하리라 생각된다.

현재 *C. trachomatis* 검사는 실시간중합효소연쇄반응(real time PCR)이 여러 회사 제품으로 상품화되어있다. 그러나 가격이 고가이어서 pooled urine sample(여러 검체를 섞어 검사하고 양성인 경우 각각의 검체를 검사하는 방법)로 집단검사하면 저렴하고 정확한 검사를 할 수 있을 것이다. 정도관리 측면에서 낮은 유병률이 예상되는 집단이나 증상이 없는 사람에서 양성 예는 항상 확인 검사가 요구된다. 위양성은 윤리적 문제뿐 만아니라 법적인 문제가 중요시되고 있어 소아에서 강간 등의 법적인 문제에서는 현재 미국에서는 핵산증폭 방법을 표준방법으로 인정하지를 않고 있다. 그러므로 소아의 생식기 검체, 비인강 및 직장 검체는 세포배양을 동시에 실시하는 것이 바람직하다.

CLIA-88 및 미국 질병관리센터(CDC)에서는 Chlamydia의 모든 검사는 자격이 있고 잘 훈련된 사람에 의하여 검사되어야 하고, 검체 채취에서부터, 검사 진행의 모든 과정, 결과 해석에 이르기까지 믿을 수 있는 정도관리를 요구하고 있다. 최종적으로 외부 정도관리에 참여하여 자체 검사의 신빙도를 높여 나가야 한다. 검사 비용 면에서 어떤 검사를 선택할 것인가는 검사 집단의 유병률 및 검체 유형 등을 고려하여야 한다. 그러나 질병의 조기 발견 및 조기 치료뿐만 아니라, 추후 발생할 수 있는 합병증을 예방할 수 있어 집단검사에는 자동화된 핵산증폭방법(nucleic acid amplification, NAA)이 추천된다. 사회적으로 질병에 의한 막대한 의료비용 손실뿐만 아니라 불임 예방이라는 관점에서는 조기 집단검사(산전관리에 Chlamydia 검사를 통상 검사로 포함)에 과감한 예산을 투여하여야 할 것으로 판단된다[Warford 등, 1999].

*C. pneumoniae*는 주로 *omp*A, 16S rRNA, 60KDa cysteine−rich protein gene(*omc*B) 등을 표적으로 유전자를 증폭하여 진단한다. 아직까지 상품화된 방법이 없어 대부분 연구 목적으로 연구실에서 고안한 방법으로 nested PCR, "touch down" PCR 등을 실시하고 있다. 그러나 객담 등의 검체에서는 방해물질이 많이 존재하여 위음성이 많을 것으로 생각되어 주의가 필요하다. 증폭과정에서 균체 및 DNA의 오염에 의한 위양성을 예방하기 위하여 PCR을 시행할 때는 반드시 검체 처리, DNA 증폭, 전기영동 등을 가능하면 다른 실험실에서 분리하여 시행하는 것이 바람직하다.

6. 항생제 감수성 검사

*C. trachomatis*에 대한 항생제 내성이 일부 출현하기는 하였으나, *C. pneumoniae*에 대한 항생제 내성은 아직 보고되지 않고 있다. Chlamydia 는 tetracycline, macrolide 및 fluoroquinolone 계열의 항생제에 감수성

이다. 가장 감수성인 항생제는 doxycycline, erythromycin, azithromycin, rifampicin, ofloxacin, clindamycin이다. Shell vial이나 24-well plat에 Chlamydia 균체를 키워 항생제를 연속 희석하여 배양하면 MIC(the lowest concentration of antibiotic producing no visible inclusion body)와 MBC(the lowest concentration of antibiotic producing no viable bacterial progeny)를 구할 수가 있다. 그러나 Chlamydia에서 항생제 감수성검사는 아직까지 표준방법이 없어, 배양방법, 사용하는 세포주 종류, 접종양, 항생제 접종 시간 등에 따라 차이가 있을 수가 있다. Chlamydia는 생체내와 세포배양에서의 균체의 증식 속도, 방법 등이 다르기 때문에 검사 결과를 인체에 정확하게 적용하기가 힘들다. 일반적으로 검사실에서 Chlamydia에 대한 항생제 감수성 검사는 통상 실시하지 않고 있다 [최 등, 1992; 안 등, 1996].

참고문헌

금동극, 최영식, 김신규, 최태열, 김춘원, 김기흥. 세포 배양법을 이용한 *Chlamydia trachomatis* 봉입체 검출에 관한 연구. 대한임상병리학술지 6: 429‒32, 1986.

김경숙, 최태열, 손향은. *Chlamydia pneumoniae*의 배양 조건에 관한 연구. 대한임상병리학회지 17: 137‒45, 1997.

김선의, 최태열, 김신경, 김경숙. *Chlamydia trachomatis* 감염의 혈청학적 진단. 대한임상병리학회지 19: 522‒8, 1999.

안정열, 최효선, 최태열. *Chlamydia trachomatis*에 대한 erythromycin, doxycycline 및 tetracycline의 항균력 측정. 대한임상병리학회지 16: 373‒82, 1996.

윤규석, 김덕언, 최태열. 단세포군 항체를 이용한 *Chlamydia trachomatis*의 면역형 결정. 감염 25: 19‒26, 1993.

이소영, 오재혁, 장진숙, 김대근, 김덕언, 최태열. 이중 중합효소연쇄반응을 이용한 *Chlamydia trachomatis* 검출. 임상병리와 정도관리 21: 295‒9, 1999.

서일혜, 최태열. 중합효소연쇄반응을 이용한 *Chlamydia trachomatis*의 검출. 대한미생물학회지 29: 169‒75, 1994.

최태열, 김춘원, 김중환. 비임균성 요도염 환자에서 *Chlamydia trachomatis* 검출방법에 관한 연구. 대한미생물학회지 21: 393‒7, 1986.

최태열, DNA probe를 이용한 감염성 질환 진단. 대한임상병리학회지 9: 241‒4, 1989.

최태열, 강신재, 김명환, 조윤숙. *Chlamydia trachomatis*의 집단검사 방법에 관한 연구. 한양의대학술지 7: 571‒9, 1987.

최태열, 우영남, 김동한. Erythromycin, doxycycline, pipemidic acid 및 enoxacine 의 *C. trachomatis*에 대한 항균력 측정. 감염 24: 99‒105, 1992.

최태열, 오지하, 서정욱, 박일규, 강정옥, 김완. Nested PCR을 이용한 *Chlamydia*

*trachomatis*의 검출. 감염 28: 313 – 8, 1996.

최태열, 김덕언, 최미연. "Touchdown" PCR을 이용한 *Chlamydia pneumoniae* 검출. 대한임상병리학회지 18: 570 – 6, 1998.

Bird BR, Forrest FT. Laboratory diagnosis of *Chlamydia trachomatis* infections. U.S. Department of Health and Human Services, CDC, 1981.

Choi TY, Kim DU, Seo YH. Evaluation of serotyping using monoclonal antibodies and PCR – RFLP for *Chlamydia trachomatis* serotype identification. J Kor Med Sci 16: 15 – 9, 2001.

Persing DH, Smith TF, Tenover FC, White TJ. Diagnostic molecular Microbiology. Principles and application. ASM, Rochester, 1993.

Stephen RS. Chlamydia, intracellular biology, pathogenesis, and immunology. ASM press, Washington D.C., 1999.

Wang SP, Grayston JT, Alexander ER, Holmes KK. Simplified micro – immunoflu- orescence test with trachoma – lymphogranuloma venerum(*Chlamydia trachomatis*) antigens for use as a screen test for antibody. J Clin Microbiol 1: 250 – 5, 1975.

Warford A, Chernesky M, Peterson EM. Cumitech 19A. Laboratory diagnosis of *Chlamydia trachomatis* infections. ASM, Washington D.C., 1999.

Chlamydia 진단을 위한 임상적 면역학 연구는 주로 미세 – 면역형광법(micro – immunofluorescence test, micro – IF)을 이용하여 혈청 내 항체가 측정 및 분리균의 혈청형(serotype)을 검사한다. 미세 – 면역형광법(micro – IF)은 간접면역형광법으로 소량의 혈청만 있어도 환자 혈청을 희석하여 Chlamydia 항체가 검사가 가능하다. 1970년대 초 Washington University의 Dr. Wang에 의하여 혈청에서 Chlamydia에 대한 항체가 검사 및 분리균주의 혈청형 검사를 위하여 고안되었다 [Wang 등, 1973, Wang 등, 1979].

이번 장에서는 혈청 내 항체가 측정 및 분리균주의 혈청형 결정을 위한 미세 – 면역형광법을 자세히 기록하였으며, 분리균주의 혈청형 결정을 위하여 nitrocellulose 막을 이용한 dot – ELISA 방법, 단클론항체 생산 방법, FITC 결합, SDS – PAGE, Western blotting 등의 기본적 방법을 기록하였다.

1. 항체가 측정

미세-면역형광법(micro-IF)으로 환자 혈청 및 분비물에서 Chlamydia 항체가뿐만 아니라 혈청형(serotype)을 알 수가 있다. *C. trachomatis*의 15개 혈청형(표준균주)을 multi-well 슬라이드에 micro-dotting(0.2μ L)하여 항원으로 사용하고, 환자의 혈청을 1:16부터 1:512배로 단계적 2배수 희석하여 간접면역형광검사를 실시하여 혈청 내 항체가를 측정하는 방법이다. 혈청형 C/F, E/D, C/J는 항원성이 비슷하여 교차반응이 일어나기 쉬우므로 처음에는 항원성이 비슷한 혈청형끼리 섞어서 사용하면 편리하다.

1) 표준항원 점적(Antigen dotting)

재료

슬라이드(multi-well slide)

항원. 표준균주는 American Type Culture Collection(ATCC)나 Centers for Disease Control and Prevention(CDC)로부터 구매 및 분양받아 사용한다(A/HAR-13, B/HAR.36, Ba/Aphache-2. C/CDC, D/UW.3/Cx, E/Bour, F/CDC, G/UW-57/Cx, H/UW.43, I/CDC, J/YW.3/UR, K/CDC, LGVI/440, LGVII/CDC, LGVIII/404 등). G/F, E/D, and C/J는 교차반응이 있으므로 처음에는 항원을 혼합하여 사용한다.

음성대조(배양세포. McCoy/HeLa 세포)

Lock washer(슬라이드 세척 때 사용하는 슬라이드 고정용 초자기구)

제도용 펜촉 및 펜

소용돌이 혼합기(vortex mixer)

무수 아세톤(acetone, anhydrous)

방법

1. 새 슬라이드를 아세톤 용액에 담갔다가 건조시키거나, dichromate 용액에 하룻밤 담가 이물질을 녹여 제거하고 증류수로 세척한다.
2. 항원을 균질하게 혼합한 후 펜촉으로 항원을 소량 (0.2µL) 찍어 슬라이드에 점적한다.
3. 처음 항원을 슬라이드의 모든 well(1~10번)에 점적한 후 다음 펜촉으로 새 항원을 동일한 방법으로 점적한다.
4. 모든 슬라이드를 공기 중에서 완전히 건조시키고 (최소 30분), 차가운 아세톤 용액으로 실온에서 10~15분간 고정한다(그림 7-1).

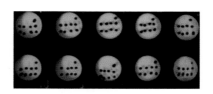

1. Multi-well 슬라이드에 펜촉을 이용하여 각종 항원을 점적한다.

(N) = 음성대조			$(N)^9$
$(G/F)^5$	$(K)^6$	$(H)^7$	$(I)^8$
$(E/D)^4$	$(B)^3$	$(A)^2$	$(C/J)^1$
표준항원 dotting 순서			

2. 슬라이드에 항원 점적 배열순서

$(C/J)^1$	$(A)^2$	$(B)^3$	$(E/D)^4$
$(I)^8$	$(H)^7$	$(K)^6$	$(G/F)^5$
$(N)^9$	(N) = 음성대조		
현미경 영상(항원배열)			

3. 형광현미경에 나타난 항원 점적 배열순서

그림 7-1. Multi-well 슬라이드 각 well에 필요한 항원을 10개(C/J, A, B, D/E, F/G, K, H, I, 음성: McCoy cell 항원)씩 상단의 그림 1과 같이 각 well에 동일하게 점적한다. 점적 순서는 2와 같음. 형광현미경에서 보이는 항원의 순서는 3처럼 좌우, 상하가 뒤집혀서 보인다.

※ 항원은 0.2mL씩 -60℃에 보관하였다가 사용 시 4℃에 녹여 4~5일 사용하고 버린다.

※ 펜촉이 얼마나 항원을 점적할 수 있는지 사전에 검사하여 점적한다(분자생물학 미세-피펫을 이용하거나, 유리 피펫을 불에 녹여 길게 잡아 늘이면 0.2µL까지 점적(dotting)할 수 있다).

※ 일반적으로 항원은 formalin(0.05%)으로 고정하여 사용하면 항

원성을 높일 수 있으며, 세균학적으로 안전하다.

※ 고정된 슬라이드는 4℃에서는 하룻밤 보관할 수 있으며, 오래 보관할 경우는 냉동(-60℃)시킨다.

2) 면역검사(Immunoassay)

1차 항체로 혈청이나 분비물을 PBS로 희석하여 미세-피펫으로 각종 항원이 점적된 multi-well 슬라이드에 올려놓고 반응시킨 후 세척하면 Chlamydia에 특이한 항체가 해당 항원에 결합한다. 2차 항체로 FITC가 결합된 항인-항체(FITC-conjugated anti-human antibody IgG/IgM/IgA)를 동일한 방법으로 각 well에 올려놓고 항원 항체 반응을 시킨다.

재료

항원이 점적된 multi-well 슬라이드

혈청 및 분비물(양성 및 음성 대조 포함)

Phosphate buffered saline(PBS, pH 7.2)

FITC 결합된 항-인 항체(적정 항체가를 측정하여 희석 사용한다, 제조사 설명서 참조)

미세-피펫(10~50μL)

Mounting medium

덮개슬라이드

방법

1. PBS로 혈청과 분비물을 512배까지 단계별로 희석한다.
2. 희석된 혈청을 10~20μL씩 슬라이드의 각 well에 첨가한다.

3. 슬라이드를 37℃ 습윤 상자에서 30분간 반응시킨다.

4. PBS로 3번, 증류수로 3번 슬라이드를 세척한다(세척 중간 중간에는 흡착지에 슬라이드를 접촉시켜 물기를 제거한다).

5. 슬라이드를 흡수지 위에 세워 물기를 제거하고 건조시킨다.

6. FITC가 결합된 항-인 항체(anti-human antibody)를 한 방울(10~20 μL)씩 각 well에 올려놓고 동일한 방법으로 30분간 반응시킨다. 이때 사용되는 항체는 주로 goat 또는 rabbit에서 채취한 항인 혈청으로 IgG, IgM, IgA에 따라 역가를 미리 알맞게 희석하여 사용한다(최대 희석 배수에서 최고의 항원-항체 반응을 나타내고 배경이 깨끗하여야 한다. 일반적으로 1:20 희석 배수부터 사용하여 본다).

7. 슬라이드 세척은 4, 5번을 동일하게 실시한다.

8. 슬라이드에 mounting medium(glycerol/buffered saline, pH 7.2)을 한 방울씩 떨어뜨리고, 덮개슬라이드를 덮고 관찰한다.

3) 검경 및 판독

형광현미경으로 형광을 발하는 항원 점(dot)을 관찰하여 결과를 기록한다. E/D, G/F 및 C/J는 항원성이 밀접하여 구별하기 힘들고, 혈청 희석에 따른 희석 배수로 마지막까지 형광을 나타내는 혈청형을 찾아낸다.

1. 형광 염색된 슬라이드를 낮은 희석 배수의 혈청을 떨어뜨린 well 부터 시작하여 높은 희석 배수의 well을 마지막 판독한다. 처음에 낮은 배율의 렌즈(100X)로 항원의 점이 잘 찍혔는지를 관찰하고, 고배율(400X)로 각 항원 점들의 형광의 유무 및 광도를 판독한다(슬라이드에서 관찰되는 항원 점의 영상은 점적한 항원

점 면역형의 순서와 상하 좌우가 반대로 관찰된다).

2. 고배율 렌즈(10 X 40)로 1번 well의 C/J 항원부터 형광을 관찰한다.

3. 형광은 점적된 항원의 양에 의하여 판독하지 말고, 항원 점의 균등한 형광을 판독한다. 항원 점 주위에서만 관찰되는 형광은 비특이한 반응이므로 무시한다. 형광의 강도는 ++++, +++, ++, +, −로 기록한다. 이미 항체의 역가를 알고 있는 양성 희석 혈청의 형광을 관찰하고, 음성대조에서는 형광이 관찰되어서는 안 된다.

4. 결과. 혈청형은 D/E, 혈청의 항체가는 1:512이다(그림 7−2).

5. 판정. 혈청형 D/E의 *C. trachomatis*의 현증(최근) 감염을 뜻한다.

※ IgG 항체가가 1:32부터 1:256까지는 과거감염을 나타내고, IgG 항체가가 1:512 이상 또는 IgM 항체가가 1:16 이상이면 현증(최근) 감염으로 진단할 수가 있다[Schachter 등, 1982].

※ 미세−면역형광법(micro−IF) 검사는 혈청 내 항체 역가뿐만 아니라, 감염 항원의 혈청형까지 검사할 수 있어 역학적으로 편리한 검사이다. 그러나 여러 종류의 항원을 순수 분리하여야 하고 multi−well 슬라이드에 각종 항원을 소량씩 점적하기가 힘들어 처음 슬라이드 제작할 때 많은 노동력이 요구된다. 그러나 임상에서 *C. trachomatis* 현증(또는 최근) 감염의 진단이 필요한 경우는 모든 항원을 사용할 필요는 없다. 검사 건수가 많지 않으면, 검사 방법을 간편화하기 위하여 해당 지역 사회에서 가장 많이 분리되는 *C. trachomatis*의 혈청형(한국의 경우 D/E/G 등을 혼합)을 shell vials 내에서 배양하여 감염된 단층세포가 있는 원형의 슬라이드를 고정하고 냉동 보관(−60℃ 이하)하였다가, 환자 혈청으로 면역형광염색을 실시하면 언제라도 환자 혈청 내 *C. trachomatis* 항체가를 측정할 수가 있다.

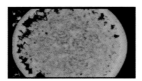

(N)=음성대조			(N)[9]
(G/F)[5]	(K)[6]	(H)[7]	(I)[8]
(E/D)[4]	(B)[3]	(A)[2]	(C/J)[1]
표준항원 점적 순서			

−	−	−	+ + + +
−	−	+	−
−	현미경 판독 결과		
1번 well(1:32)			

(C/J)[1]	(A)[2]	(B)[3]	(D/E)[4]
(I)[8]	(H)[7]	(K)[6]	(G/F)[5]
(N)[9]	(N)=음성대조		
현미경 영상(항원 순서)			

−	−	−	+ + +
−	−	+/−	−
−	현미경 판독 결과		
2번 well(1:64)			

−	−	−	+ + +
−	−	−	−
−	현미경 판독 결과		
3번 well(1:128)			

−	−	−	+ +
−	−	−	−
−	현미경 판독 결과		
4번 well(1:256)			

−	−	−	+
−	−	−	−
−	현미경 판독 결과		
5번 well(1:512)			

판독결과								
면역형	C/J	A	B	D/E	F/G	K	H	I	(N)
환자 혈청	<32	<32	<32	512	<32	32	<32	<32	<32

판정: 환자 혈청의 *C. trachomatis* 항체가는 1: 512, 혈청형은 D/E

그림 7-2. 최대 밝은 형광(++++)을 나타내는 점상 항원(상좌: 1,000X). 점적이 끝난 슬라이드에 희석된 혈청(1:32, 1:64, 1:128, 1:256, 1:512)을 각 well에 반응시켜 간접면역형광염색을 한다. 각 well에 점적된 9개 항원의 형광 정도의 최대 반응 희석 배수를 찾아낸다(판독 결과 참조).

2. 혈청형 검사

임상 검체에서 분리된 균주를 증폭하여 정제한 후, 균체(0.2μL)를 유리 슬라이드에 점적하고 15가지 마우스 면역 혈청으로 미세-면역 형광법(micro-IF)을 실시하여 혈청형을 규명한다[Wang 등, 1973, Wang 등, 1979]. 근자에는 마우스 면역 혈청 대신 15가지 혈청형의 단클론 항체(MoAb)를 만들어 micro-IF 검사를 실시한다[Stephen 등, 1982].

1) 분리균주의 항원 제조

재료
분리균주
세포배양을 위한 시설
2SP(0.2M sucrose-0.02M phosphate)

방법
1. 혈청형 검사할 분리균주를 3vials에 배양하여 1vial은 염색에 사용하고 2개는 배지를 제거한다. 0.5mL 2SP를 넣고 2mm 직경 유리구슬(3~5개)을 넣고 진탕하여 세포를 파괴하여 기본체(EB)와 망상체(RB)를 유리시킨다.
2. 새로운 shell vials에 연속 접종하여 봉입체의 수가 40~50IFU/HPF 되도록 증폭한다.
3. 최종 10개의 vial에 접종하여 48~72시간 후에 1개는 염색에 사용하고, 3개는 -60℃ 이하에 보관하고 6개는 2SP를 사용하여 0.5mL씩 수거한다. 분리균주는 냉동 vial에 1.5mL씩 2vial에 보관한다.

※ IFU/HPF: inclusion forming unit/high power field

2) 표준균주 항체 제작(마우스 면역)

재료
Balb/c 마우스. 10주령, 2마리의 마우스가 필요
표준균주. 각종 혈청형마다 2mL 필요
마취제. ether, dry ice, pentobarbitol sodium

방법
1. 각종 혈청형의 표준균주 0.1mL씩 2마리의 마우스 꼬리 정맥에 주입한다.
2. 1주 후에 동일 표준균주를 동일하게 꼬리 정맥에 주입한다.
3. 10일째에 마우스에서 혈액을 채취한다.

   a. Ether, CO_2, dry ice 또는 약물(pentobarbitol sodium 0.1mL을 마우스당 $100\mu g$를 복강 내 주입)로 마취한다.

※ 이때 마취가 강하여 마우스가 죽으면 혈액을 채취하기 곤란하다.

   b. 혈액을 마우스의 심장에서 주사기로 직접 천자하여 혈액을 채취 또는 수술용 칼로 겨드랑이 피부를 절개하고 brachial plexus(겨드랑이에 있는 혈관 얼기)를 노출시킨 후 동맥혈을 절단하여 혈액을 모세관 피펫으로 채취한다. 또는 수술용 칼로 목 정맥(jugular vein)을 잘라 혈액을 채취한다.

   c. 혈액을 채취 후 마우스는 즉시 안락사시킨다(에테르, CO_2, dry ice 등을 사용).

4. 동일 면역형의 혈액을 시험관에 모아 응고시킨 후 1,000Xg에서 10분 원심분리하여 혈청을 분리한다(polyclonal antibody임).

※ 응급인 경우는 항원 주입 4일 만에 꼬리 정맥 혈관을 끊어 혈액을 채취할 수가 있다.

3) 미세-면역형광법(Micro-immunofluorescence test, Micro-IF)

재료

Multi-well 슬라이드. 검사할 분리균주가 점적되어 있음

마우스 혈청. 각종 혈청형의 마우스 혈청, 대조 혈청(면역 안 된 마우스의 혈청)

0.01M PBS(pH 7.2)

FITC conjugated anti-mouse 항체(구매)

Mounting medium

방법

1. PBS로 마우스 표준균주의 면역혈청을 1:8부터 1:1024까지 2배 희석한다.
2. Micro-IF 검사를 혼합 표준항원으로 실시하여 각 혈청의 혈청형을 결정한다(표 7-1). 혼합 표준 항원으로 마우스 혈청의 혈청형이 결정 안 되면 각각의 혈청형의 표준균주를 항원으로 사용하여 micro-IF 검사를 다시 실시한다.
3. 마우스 혈청의 혈청형이 결정되면 임상에서 분리된 균주의 항원을 슬라이드에 점적하고 적정 희석된 마우스 혈청을 사용하여 micro-IF 검사를 실시하여 분리균주의 혈청형을 결정한다(표 7-2).
※ 마우스 면역 혈청 대신 각 표준균주의 단클론항체를 1차 항체로 사용하면 보다 정확한 결과를 얻는다.

표 7-1. 면역한 마우스 혈청의 혈청형 1차 검사(혼합 표준항원 사용)

마우스 혈청	혈청형								혈청형
	C/J	A	B	E/D	G/F	K	H	I	
#1	<8	8	8	512	8	32	<8	<8	E/D
#2	<8	<8	<8	8	256	8	<8	<8	G/F
#3	128	8	<8	<8	<8	<8	<8	8	C/J
#4	<8	8	<8	8	8	8	<8	64	I

표 7-2. 면역한 마우스 혈청의 혈청형 2차 검사(각각의 표준항원 사용)

마우스 혈청	혈청형								혈청형
	C	J	E	D	G	F	K	I	
#1	<8	<8	32	512	<8	8	32	<8	D
#2	<8	<8	<8	<8	32	256	<8	<8	F
#3	8	128	<8	<8	<8	<8	<8	<8	J
#4	<8	<8	<8	<8	<8	<8	8	64	I

4) Dot-ELISA

분리균주의 혈청형 검사를 하기 위하여 새로 고안된 검사로, multi-well 슬라이드 대신에 nitrocellulose 막에 분리균주를 점적하고 15가지 단클론항체(MoAb)로 효소면역검사를 실시하여 분리균주의 혈청형을 검사할 수가 있다[Barnes 등, 1985; 윤 등, 1993].

재료

분리균주. 0.05% formalin으로 불활성화시킨 후 사용한다
Nitrocellulose membrane(NCM)
지지대. X-ray 필름을 현상하기 전 빛을 노출시켜 하얗게 만든다
배양접시(plastic)
각종 단클론항체 또는 마우스 면역 혈청

방법

1. NCM(Trans−Blot−transfer medium #162−0115, Sigma, USA)을 PBS(phosphate buffer saline, 0.01 M pH 7.2)에 적셔 X−ray 필름에 공기 방울이 생기지 않게 입힌(coating) 후 실온에서 완전히 건조시킨다(검체 수에 따라 적당한 크기로 잘라 적당한 배양접시에 담아 암실온에 보관한다, 필요한 칸만큼 연필로 구획을 그려 넣는다).

2. 분리균주 및 표준균주를 각 구획에 따라 일정하게 점적한다 (0.2~0.5µL).

3. 항원이 점적된 nitrocellulose 막을 공기 중에서 완전히 건조시킨 후 배양접시에 넣고 TPBS(0.05% tween 20 phosphate buffer saline, pH 7.2)로 점적되지 않은 부분을 불활성화(blocking)시킨다.

4. 형−특이 단클론항체(type−specific monoclonal antibodies)를 적정 희석(단클론항체 배양액의 경우 1~4배 희석)하여 mini−shaker(Dynatech Product, USA) 위에서 100rpm으로 돌리면서 37℃에서 1시간 반응시킨다.

5. 1차 반응이 끝난 NCM은 TPBS로 5분씩 3번, PBS로 1번 세척한다(mini−shaker 사용).

6. HRP−conjugated anti−mouse rabbit 면역글로불린(Dako p214, Denmark)을 PBS로 1,000배 희석(사용설명서 참조)하여 37℃에서 1시간 반응시킨다.

7. 동일한 방법으로 NCM을 세척한다.

8. 4−chloro−1−naphthol(HRP color development reagent No 6534, Bio−Rad, USA)을 20mg 무수 메타놀 10mL에 녹인 후 30% H_2O_2 30µL을 첨가하여 15분간 발색시킨다.

9. 증류수로 반응을 정지시킨다.

10. 결과판정. 표준균주가 해당 단클론항체에서 정확히 발색이 되는지를 확인 후 검체에서 분리된 균주의 혈청형 결과를 판독한다(그림 7-3).

※ 음성. 무색이나 음성 대조의 McCoy 세포 색깔, +. 약한 회색, ++. 검은 회색, +++. 진한 검정등으로 양성 반응을 판독한다.

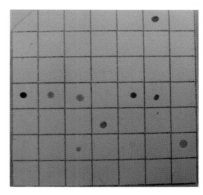

그림 7-3. Dot-blot ELISA . *C. trachomatis* 혈청형 D-특이(specific) 단클론항체(MoAb)를 사용하여 시행한 dot-ELISA(첫 줄 6째 칸 D 표준균주 항원, 4번째 줄부터 환자에서 분리된 검체 항원).

※ 이 방법은 분리균주 수가 많을 경우 편리하고 단클론항체(MoAb)를 사용하면 결과 판정이 명확하다.

5) Chlamydia 항원 대량 생산

Chlamydia 항체가 측정(m-IF) 및 ELISA 등의 검사를 연구실에서 직접 만들어 실시하려면 많은 양의 항원이 필요하여 표준균주의 대량 생산이 필요하다. 처음은 각종 혈청형의 Chlamydia를 shell vial로부터 배양하기 시작하여 25Cm², 75Cm² 및 150Cm² 세포배양 플라스크에서 Chlamydia를 대량 생산하여 항원(기본체 및 망상체)으로 사용한다.

재료

표준균주(각종 면역형의 *C. trachomatis*를 ATCC에서 구매)

단층세포(McCoy/HeLa-229)

Shell vials(12mm 원형 슬라이드 포함)

$25Cm^2$, $75Cm^2$, 및 $150Cm^2$ 세포배양 플라스크

Chlamydia 배양배지(cycloheximide 함유)

SPG(2SP/4SP)

PBS(pH 7.2)

유리구슬(3mm 직경)

2% yolk sack. PBS로 2%를 만들고 0.02% formalin으로 불활성화시
  킨다

방법

1. Shell vial을 이용하여 각종 Chlamydia를 계속 증폭하여 단층세포
   의 감염 상태가 100% 되게 한다(40~60/HPF이면 충분하다).

2. *C. trachomatis*의 경우 shell vials에 3~5개 유리구슬을 넣고 세포
   를 파괴하여 $75Cm^2$ flask에 접종한다(100% 감염된 shell vial 3개,
   3mL 정도면 충분함).

3. 접종된 세포배양 플라스크($75Cm^2$)를 2~3시간 동안 37℃, 5%
   CO_2 배양기에서 배양하며 30분 간격으로 세포배양 플라스크를
   흔들어 주어 플라스크 표면에 접종이 잘되게 한다.

4. 세포배양 플라스크에는 cycloheximide가 함유된 Chlamydia 배양
   배지를 30mL 첨가하여 계속 배양한다.

※ 세포배양 플라스크를 48시간 계속 배양하면 단층세포의 80% 이
   상 감염되어 봉입체를 형성하고 있는 것을 위상차현미경으로
   관찰할 수가 있다.

5. 세포배양 플라스크($75Cm^2$)에 접종 결과가 80% 이상이면 10mL
   SPG를 이용하여 Chlamydia를 수거하여 3개의 $150Cm^2$ 플라스크
   에 계속 접종하여 증폭한다.

6. 회수된 Chlamydia는 초음파파쇄기(probe-type sonicator)를 사용하여 20초간 세포를 파쇄한다(초음파분쇄기가 없으면 유리구슬을 넣고 진탕하여 세포를 파괴한다).

7. 원심분리(200Xg에서 10분)하여 세포 찌꺼기를 가라앉힌다.

8. 상청액은 30,000Xg에서 60분간 4℃에서 고속 원심하여 침사(Chlamydia EB/RB)를 모은다.

9. 침사를 2mL SPG에 부유시켜 -70℃ 이하에 보관한다.

10. 항원으로 사용할 때는 다시 원심한 후 formalin으로 불활성화시킨 후 yolk sack을 첨가하여 2%가 되게 하고 4℃에서 1주간 보관할 수가 있다.

※ 혼합항원(pooled antigen, D/E)은 동량의 항원을 혼합하여 사용한다.

3. 단클론항체(Monoclonal antibody) 생산

Khöler와 Miles(1975)에 의하여 처음 소개된 단클론항체(monoclonal antibody, MoAb)는 현재 진단 방법 및 모든 면역학적 연구에 널리 사용되고 있으며, 진단용 단클론항체는 대부분 상용화되어 있으며 연구용도 주문 제작되어 연구자에게 공급되고 있다. 이제는 단클론항체를 생산하는 데 필요한 시약 및 기구가 간편화되어 연구실에서도 쉽게 만들 수 있다. 이곳에서는 연구자가 사용하던 방법을 소개한다.

고등동물에서는 어떤 특정 항원의 자극을 받게 되면 체내에서 항체를 생산하게 되어 있다. 항체 생산에는 주로 B-림프구에 의하여 이루어지며, 동일한 항원 자극이 계속 있을 경우는 B-림프구는 증식하여 형질세포(plasma cell)로 전환되며, 이때 생산되는 항체는 여러 가지 항원에 의한 여러 종류의 항체가 혼합된 다클론항체(polyclonal antibody)의 혼합물이다. 항체 생산 B-림프구는 수일 내지 1주 정도 후에는 배양액에서 사멸하므로, 특이 항체를 생산하는 B-림프구와 마우스의 골수종(myeloma) 세포를 융합시키면 두 세포의 특성을 모두 갖는 하이브리도마 세포(hybridoma cell)가 된다. 이 하이브리도마 세포는 특정 항체를 분비하는 성질과 영원불멸의 성장을 하는 성질을 함께 갖고 있다.

실험에 이용되는 동물은 주로 10주 된 암컷 Balb/c 마우스가 많이 사용된다. 골수종 세포는 P3-X63-Ag8.653(v.653), SP2/0-Ag14(SP2/0) 등이 주로 이용된다. 이 세포는 동일 마우스에서 유래된 골수종 세포로 자체 세포에서는 면역글로불린을 생성 못 하는 특성이 있다.

특정항원(C. trachomatis)으로 면역된 Balb/c 마우스의 비장(spleen)을 적출하여 잘 갈아서 B-림프구를 얻고, polyethylene glycol(PEG, 분자량 1,000~4,000)을 사용하여 골수종 세포와 융합시켜 하이브리도마 세포(hybridoma cell)를 얻는다. 사용된 골수종세포는 hypoxanthine guanine phosphoribosyl transferase(HGPRT) 효소가 결핍된 것으로 융합이 안 된 골수종세포는 hypoxanthine-aminopterin-thymidine(HAT) 배지에서 사멸하게 되어 융합된 세포만 쉽게 선택 배양할 수가 있다. 융합 후 HGPRT 음성의 myeloma 세포가 사멸하는 이유는 DNA 합성에 있어서 주경로(main path way)는 aminopterin에 의하여 차단되고 부경로(salvage pathway)는 HGPRT에 의하여 DNA가 합성되는데 HGPRT 음성의 골수종세포는 DNA 합성의 두 경로가 모두 차단되므로 사멸하게 되고, HGPRT 양성인 Balb/c 마우스의 B-림프구와 융합에 성공한 하이브리도마 세포(hybridoma cell)만 HAT 배지에서 생존하게 된다. 골수종세포는 반드시 사용 전 8-azaguanine이 함유된 배지에서 배양하여 HGPRT 양성의 세포는 다 사멸시킨 후 사용하여야 한다. HGPRT 양성 세포는 aminopterin에 의하여 DNA 합성의 주경로가 차단되더라도 부경로를 통하여 8-azaguanine을 guanine과 함께 사용하여, 합성된 mRNA는 번역(translation) 과정의 이상을 초래하여 더 이상 단백 합성을 할 수 없어 사멸하게 된다.

융합(fusion)에 성공한 하이브리도마 세포들 중에는 각종 항원에 의하여 여러 종류의 항체를 분비한다. 면역에 사용한 특이 항원을 사용하여 하이브리도마 세포배양액을 radioimmunoassay(RIA)나 enzyme-linked immunosorbent assay(ELISA)를 실시하여 원하는 특이 항체의 분비 유무를 검사한다. 그러나 특이 항체 생성 하이브리도마 세포가 있는 well에는 다른 항체를 생성하는 세포도 포함되어 있다. 하이브리도마 세포를 제한희석법(limiting dilution: 연속적 2배 희석)으로 flat bottom의 96-well tissue culture plate 1well에 한 개의 세포가 들어가게 희석하여 배양한다. 적정 희석 배수에는 1well에 1개의 하이브리도마 세포가 들어가 성장하여 단클론(monoclone)을 형성한다. 이 과정을 클로닝(cloning)이라 한다. 충분한 크기의 단클론이 형성된 well의 상청액을 다시 ELISA 검사를 실시하여 특이 항체를 분비하는지 유무를 검사한다. 특이 항체가 생성되는 것을 확인하고 제2차 클로닝을 실시하면 더욱 순수 단클론항체(monoclonal antibody, MoAb)를 분비하는 안정된 단클론을 얻게 된다(그림 7-4).

1. Balb/c 마우스에 면역(immunization)

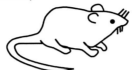

2. 비장(spleen) 제거 후 plasmoblasts/lymphoblasts 분리

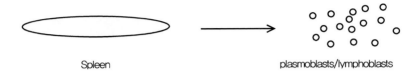

Spleen   plasmoblasts/lymphoblasts

3. Myeloma cell과 융합(Fusion)

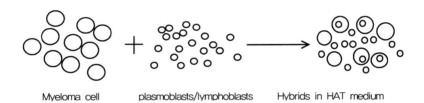

Myeloma cell   plasmoblasts/lymphoblasts   Hybrids in HAT medium

4. 항체 생성 검사

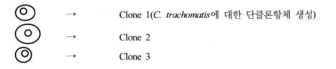

Clone 1(*C. trachomatis*에 대한 단클론항체 생성)

Clone 2

Clone 3

5. 클로닝(Cloning). 제한희석(limiting dilution) 후 항체 검사(ELISA)

6. *C. trachomatis*에 특이(specific)하게 반응하는 monoclonal antibody 생성하는 monoclone 선택하여 순수 배양

7. Balb/c 마우스의 복강 내 선택된 단클론(Monoclone) 주입(복강 내에서 고농도의 단클론항체 생성)

그림 7-4. 단클론항체 생산 모식도.

1) 면역항원의 정제(Purification of immunogen)

단클론항체 생성에서는 면역항원을 완전하게 정제하지 않아도 클로닝(cloning) 과정을 통하여 특이 항체를 생산하는 클론(clone)을 선택하여 순수한 단클론항체를 생산할 수 있는 것이 큰 장점이다. 면역하고자 하는 C. trachomatis의 기본체와 망상체를 다음과 같이 부분 정제한다.

1. 100% 가까이 감염된 75Cm^2 culture 플라스크에서 상청액을 버리고 유리구슬을 넣어 흔들어서 세포를 회수한다.
2. 세포 부유액을 초음파파쇄기(sonicator)를 사용하여 봉입체가 전부 터져 기본체와 망상체가 방출되게 한다.
3. 200Xg에서 10분 원심하고 상청액을 분리하여 원심분리관(Oak Ridge type screw cap polycarbonate)에 채운다.
4. 고속원심분리기에서 30,000Xg로 20분간 고속 원침한다.
5. 침사를 2~4mL 2SP에 부유시킨 후 다시 세포파쇄기로 파쇄한다.
6. 원심분리관(Oak Ridge type screw cap polycarbonate)에 30mL 30% Renografin을 넣고 2SP에 균질하게 부유된 침사 2mL를 조심스럽게 중첩시킨다.
※ 9.6mL Renografin에 20.4mL 2SP 용액을 혼합하면 30% Renografin이 된다.
7. 고속 원심분리기에서 30,000Xg로 4℃에서 60분간 원심한다.
8. Renografin 위에 세포 찌꺼기를 걷어 내고, Renografin을 조심스럽게 제거한다.
9. 원심분리관의 밑에 가라앉은 기본체와 망상체를 15mL 2SP에 부유시켜 30,000Xg로 20분 원침한다.
10. 침사를 4~5mL 2SP에 부유시켜 적당량씩 분주 후 냉동 보관한다(-70℃ 이하).

2) 면역 방법

면역하는 동물은 Balb/c(주령. 4~10주, 성별. 암컷)가 많이 사용된다. 면역 시기와 항원 양 등은 실험 형편에 따라 다소 변화를 줄 수가 있다. 마우스는 가능한 한 면역 전에 최적의 환경에서 키워 마우스를 안정되게 한다(어둡고 조용한 장소). 정맥 주사는 27gauge의 작은 주사기를 사용하여 꼬리 정맥에 주사한다(insulin 주사기를 사용하면 편리하다). 마우스의 꼬리 정맥은 꼬리의 양편에 위치하므로 끝에서부터 사용하면 좌우 2번씩 4번은 사용할 수가 있다. 마우스를 37℃에 넣어 두면 꼬리 정맥이 확장되어 정맥 주사하기가 편하며, 마우스를 500mL 비커에 넣고 꼬리를 밖으로 잡아 빼서 고정하면 쉽게 정맥 주사를 할 수가 있다. *C. trachomatis*의 경우 PBS 0.1mL에 1×10^7 EB(100μg/mouse)가 있으면 충분하다(Shell vial에 있는 12mm 직경 cover glass 위에 McCoy 세포의 >80% 이상 봉입체를 형성한 경우는 1개의 shell vial로 한 번 면역 양으로는 충분하다).

복강 내에 항원(50μg/mouse)을 주사할 경우는 오른쪽 손잡이의 경우 왼손의 엄지와 검지로 마우스의 양 귀를 잡고 약지와 마지막 손가락으로 꼬리를 잡아 좌측 손아귀에 마우스를 안전하게 고정하고, 오른손으로 주사기를 사용하여 주사한다. 융합 3일 전부터는 매일 꼬리 정맥으로 면역한 후 융합을 실시한다. 초간편 면역은 융합 10일 전에 첫 번째 면역을 정맥을 통하여 실시하고, 융합 3일 전부터 매일 정맥을 통하여 3번 면역을 하고 다음 날 비장을 적출하여 융합에 사용할 수도 있다. 그러나 정상적인 면역에서는 1달간 면역하는 단기면역과 4달 동안 면역하는 장기면역이 있다. 단기면역은 처음 꼬리정맥에 1차 면역(100μg)을 하고, 1, 2, 3주차에 복강 내에 항원(50μg)을 주사하고, 4주차에 연속 3일간 꼬리 정맥에 항원(50μg)을 주사한 후 다음 날 융합을 실시한다. 장기면역은 처음 꼬리 정맥에 항원(100μg)을 주사하고, 2, 3달째에 각각 복강 내로 항원(50μg)을 주사한다. 4달째에는 매일 3일간 꼬리정맥으로 항원(50μg)을 주사하여 면역하고, 다음 날 융합(fusion)을 실시한다.

  ※ 융합 전 마우스가 면역이 충분히 되었는지 알기 위하여 비장(spleen) 제거 바로 직전, 안와(ocular plexus)나 겨드랑이(axillary plexus)에서 혈액을 채취하여 ELISA를 실시하여 항체 생성을 확인한다.

3) 비장 채취

  면역이 끝난 마우스는 에테르(ether)로 마취를 하든가, 드라이아이스(dry ice)로 냉동시켜 실신시킨 후 70%(W/V) 알코올 용액에 한 번 담갔다가 은박지로 싼 스티로폼 판에 핀(pin)으로 고정한다(이때부터는 마우스를 안전상자 내에서 처리한다). 멸균된 절개용 가위로 복부의 피부를 절개하여 복막으로부터 조심스럽게 분리하며 핀으로 고정한다(십자형으로 절개하고 넓게 펼쳐 핀으로 고정하면 다음 시술이 편리하다). 피부 박리 시 복막에 상처가 생기지 않게 한다. 복막에 알코올을 부어 소독하고 새로운 멸균 가위로 복막을 십자형으로 열어 핀으로 고정한다. 유관적으로 가로막 아래 위장 뒤에 비장이 비대해져 있는 것을 확인하고, 멸균된 가위로 비장만을 제거하여 기초배지(EMEM/RPMI) 1~3mL 정도 있는 배양접시에 마르지 않게 꺼내 놓는다. 멸균된 가위로 비장을 잘게 썰어 비장 내 림프구가 유출되게 한다. 비장을 잘게 썰면 조직에서 붉은 색깔이 없어지고 하얀 섬유질만 남는다. 유리봉이나 플라스틱 봉을 연마기에 갈아 밑면을 평평하게 하여 잘게 썬 비장 조직을 으깨면 림프구의 회수량이 많아진다. 림프구 회수 중 절대 조직이 건조되지 않게 차가운 기초배지를 중간 중간에 추가로 배양접시

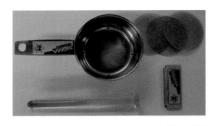

그림 7-5. 면역된 마우스의 비장을 적출 후 가위와 칼로 잘게 썬 후 플라스틱 봉으로 갈아 채 바구니에 부어 커다란 덩어리를 걸러낸다(Cell dissociation sieve-tissue grinder kit: CD1-1KT, Sigma-Aldrich).

에 첨가한다. 비장조직을 유관적으로 덩어리 조직이 보이지 않을 때까지 가위나 유리봉으로 충분히 으깬다. 충분히 림프구를 회수하였으면 림프구가 부유된 RPMI를 50mL 튜브에 옮겨 5분 정도 실온에 방치하면 덩어리 조직은 밑으로 가라앉고 림프구와 적혈구는 부유 상태로 있게 된다. 비장 적출 후 가위와 칼로 잘게 자른 후 Cell dissociation sieve-tissue grinder kit(CD1-1KT, Sigma-Aldrich)에 있는 플라스틱 봉으로 갈아, 채 바구니에 부어 커다란 덩어리를 걸러 내면 편리하다(그림 7-5).

4) Fusion을 위한 myeloma cell 처리

1. 융합 3일 전부터 골수종세포(myeloma cells: SP 2/0 또는 v. 653)를 연속 1:2로 계대배양(subculture)하여 세포의 생존율(viability 100%)을 최적으로 만들어 준다.
2. 융합하는 날 비장 세포와 혼합하기 전 골수종세포를 기초배지(basal medium)로 3번 세정하여 trypan blue로 생존율을 측정한다.
3. 모든 세포는 항시 mycoplasma 감염 유무를 확인하여야 한다.
※ 6-MPDR[*], Bisbenzimid(H33258)[*] 또는 DAPI(4', 6'-Diamidine-2'-phenylindole Dihydrochloride, Cell Biology Behringer Mannheim Cat. No 236 276)로 검사할 수가 있다. Mycoplasma에 감염된 경우는 BM-Cyclin(Cell Biology Boehinger Mannheim, Cat. No.799050)을 사용하여 제거할 수가 있다.

5) 영양공급세포(Feeder cell)

1. 드라이아이스(Dry ice), 에테르(ether) 등으로 3-4주된 Balb/c 마우스를 실신시킨 후 멸균적으로 가슴샘(thymus) 또는 비장(spleen)을 적출하여 배양접시에 옮긴 후 안과 수술용 가위와 칼 및 유리봉으로 가슴샘 또는 비장을 잘게 썰어 가슴샘세포(thymocyte), 비장세포(lymphocytes 및 plasmocytes)를 얻는다. 가슴샘과 비장은 주로 림프구, 형질세포, 탐식세포 등으로 이루어져 있다.

2. 잘게 부순 조직을 기초배지에 부유시켜 50mL 튜브에 옮긴 후 10분 정도 세워 놓으면, 조직 덩어리는 가라앉고 thymocytes/lymphocytes는 부유되어, 상청액을 배양배지(growth medium)에 풀어 96-well plate(1×10^5/well, 100μL/well)에 분주하여 배양한다(융합 하루 전에 만들면 최적이다).

※ 최근에는 번거롭게 영양공급세포(feeder cell)를 사용 안 하고 정제된 cell growing factor가 함유된 Nutridoma-SR(Boehringer Mannheim Biochemica) 등을 첨가하여 사용할 수가 있으나 값이 고가이다.

6) 융합(Fusion)

1. 마개가 있는 50mL 유리 튜브에 면역된 비장세포(8×10^7/10mL)와 골수종세포(2×10^7/10mL)의 부유액을 혼합한다(2~5:1 비율).

2. 200Xg로 5분간 원침시킨다.

3. 기초배지(basal medium)를 완전히 제거한다(기초배지를 제거 후 유리 튜브를 뒤집어 1~2분 세워 두어 유리튜브 내에 물기를 제

거한다).

4. 37℃의 수조에 있던 1~1.5mL polyethylene glycol(PEG 1,500 또는 4,000, 40%, pH 8.1, 사용 직전 조절 후 사용, 상품화된 것은 그대로 사용하여도 된다)을 1~2분에 걸쳐 천천히 한 방울씩 떨어뜨린다. 수조에서 유리 튜브를 계속 흔들어 세포와 PEG가 계속 접촉하게 하여 준다.

※ 미리 37℃에 보관하였던 1mL 피펫을 사용하여 PEG를 떨어뜨리면서 세포를 수조 내에서 계속 혼합하는 것이 중요하다.

5. 37℃로 가온한 원심기로 200Xg에서 5~7분간 원심한다.

6. 37℃ 수조에 있던 기초배지로 PEG를 3~5분에 걸쳐 희석한다. 처음에는 천천히 나중에는 빨리 희석한다.

※ 처음 1분은 1mL, 2분은 2mL, 3분은 3mL, 4분은 5mL, 5분은 20mL을 첨가하여 희석한다.

7. 미리 가온(37℃)된 원심분리기에서 200Xg로 10분간 원심한다.

8. 실온 또는 37℃에서 3~5분간 방치 후 기초배지를 제거하고 Nutridoma －SR(또는 20% 우혈청 포함 배지)가 첨가된 HAT 배지에 부유시켜 96－well flat bottom plate에 200μL씩 분주한다. Nutridoma－ SR 등의 세포성정 촉진제가 없을 경우는 영양공급세포(feeder cell)가 자라고 있는 96－well flat bottom plate에 분주하여 키운다.

9. 이때 분주하고 남은 세포는 냉동 보관하였다가 나중에 사용할 수가 있다.

7) 융합 후 하이브리도마 세포(Hybridoma cell)의 선택적 성장

1. 96－well flat bottom plate는 매일 세균이나 진균의 오염이 없는지 살펴본다. Plate를 아래쪽에서 바라보면 쉽게 오염 여부를 알

수 있다. Control well에 myeloma cell은 HAT 배지에서 다음 날부터 터 사멸하기 시작하여 2~3일이면 100% 사멸하게 된다.

※ 오염된 well이 있으면 과립형의 NaOH를 넣어 오염이 더 이상 퍼지지 않게 한다.

2. 융합 3일, 5일에 성장촉진제(Nutridoma – SR)가 함유된 HAT 배지을 50μL씩 첨가한다(배지의 증발을 막기 위하여 전 과정 100% 습도와 6% CO_2, 35℃ 배양기를 사용한다).

3. 융합 8~9일에 기존의 성장배지를 절반 제거하고 성장촉진제 (Nutridoma – SR)가 함유된 HT 배지를 보충한다.

4. 융합 11~12일에 다시 성장배지를 절반씩 제거하고 HT 배지를 보충한다.

5. 융합된 세포들이 덩어리(직경 2~3mm 이상)가 되어 자라고 있는 well을 표시하고, 상청액으로 ELISA를 실시하여 항체 생성 유무를 판단한다(그림 7 – 6).

※ ELISA는 상품화된 mouse – hybridoma – screening kit를 사용하거나 검사실에서 만들어 사용할 수도 있다.

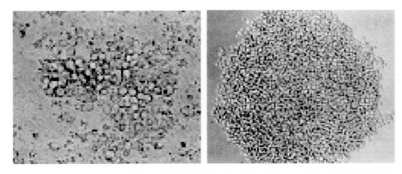

그림 7 – 6. HAT 배지에서 융합 3일에 융합에 성공한 하이브리도마 세포(도립위상차현미경, 400X, 좌측). 클로닝(cloning) 후 생성된 단클론(우측, 100X).

8) 클로닝(Cloning)

1. ELISA에서 강양성인 well을 몇 개 선택하여 세포를 제한희석 (limiting dilution)하여 96well flat bottom plate에서 1개씩의 세포가 자라게 하여 준다. 96-well flat bottom plate의 1~3칸에는 well당 세포 수가 8개, 4~6칸에는 4개, 7~9칸에는 2개, 10~12칸에는 1개의 세포가 되게끔 기초배지에 희석하여 Nutridoma-SR이 함유된 HT 배지나 영양공급세포(feeder cell)가 있는 plate에 분주한다.

2. 세포를 분주 후 3~4일에는 각 well에 오염 유무를 확인하고 HT medium을 조심스럽게 50μL씩 보충시킨다(이때부터는 plate가 심하게 흔들려 세포 군락이 깨지지 않게 한다).

3. 6~7일에는 단클론(monoclone)의 성장을 확인 및 표시하고 각 well에 성장배지를 절반씩 제거하고 새로운 HT 배지를 보충한다.

4. 단클론의 직경이 2~3mm 이상 되는 well의 상청액을 ELISA를 실시하여 항체 생산 유무를 판단한다.

5. 면역 시 사용하였던 *C. trachomatis*의 혈청형(D type)을 포함하여 A, B, C, E, G, K, L2 등의 항원을 coating한 plate를 사용하여 ELISA를 실시하여 단클론의 특이성을 검사한다.

6. ELISA 반응이 강한 단클론을 다시 한 번 동일한 방법으로 cloning을 실시한다.

7. 안정되게 항체를 생산하는 단클론은 증폭하여 질소 탱크에 냉동 보관한다.

9) 고농도의 단클론항체 생성

1. Pristan(2, 6, 10, 14 – tetra methyl – pentadecane)을 굵은 주사바늘 (18~19gauge)을 사용하여 Balb/c 마우스의 복강 내에 0.5~1mL씩 주입한다.
2. Pristan 주입 10일 후 1×10^6 세포의 단클론을 마우스의 복강 내에 주입한다.
3. 단클론 주입 후 10~14일부터는 마우스의 복강 내에 단클론 고형 종(solid tumor)이 생겨 마우스의 복부에 복수가 차서 빵빵하여지면, 굵은 주사바늘(18gauge)을 조심스럽게 복강에 찔러 방울방울 나오는 복수를 수집한다(한 번에 10mL 정도 나온다).
4. 수집된 복수액은 원심분리 후 상청액을 냉동 보관하여 사용한다.

10) 세포냉동(Cryopreservation)

1. 단클론 세포를 HT 배지에서 며칠간 매일 계속 계대 배양하여 세포의 생존율이 100% 가까이 되게 한다.
2. 세포를 기초배지(RPMI/EMEM)에 6×10^6/mL되게끔 필요한 양만큼 세포를 부유시킨다. 200Xg로 원침하여 상청액을 버린다.
3. 보존배지(FCS 50%, HT medium 40%, DMSO 10% 함유)를 1분에 1mL를 방울방울 떨어뜨리며 첨가한다.
4. Cryovial에 1mL씩 분주한다.
5. Vials을 보관 상자에 넣어 $-70℃$ 냉동고에 넣는다(24시간이 경과하지 않게 한다).
6. 다음 날 액체 질소로 옮겨 영구 보존한다.

11) 세포해동(Thawing)

1. 냉동되어 있던 cryovial을 37℃ 수조(water bath)에서 즉시 해동한다.
2. HT 배지로 천천히 혼합하며 희석한다(처음에는 방울방울 1분간 희석하고, 다음 2방울씩 1분간 희석하고, 다음 4방울씩 1분간 희석, 다음 0.5mL씩 희석, 마지막 5분에는 10mL을 첨가하여 희석한다).
3. 기초배지로 세포를 2번 세척하고 HT 배지(우혈청 20% 포함)에서 35℃, 6% CO_2에서 배양한다.

12) ELISA 검사를 위한 항원의 정량

1. 정제된 항원(제7장 3−1 참조)을 PBS(pH 7.2)로 1:20, 1:40, 1:80, 1:160, 1:320, 1:640배로 희석한다.
2. 96−well flat bottom plate를 poly L−lysine(1mg/100mL PBS) 50μL로 미리 coating한다(37℃에서 2시간 또는 4℃에서 하룻밤 배양 후 상청액을 버린다).
3. 희석된 50μL 항원을 각각 96−well에 해당 열(1−2, 3−4, 5−6, 7−8, 9−10, 11−12)에 분주하고 덮개로 덮은 후 37℃에서 2시간 또는 4℃에서 하룻밤 방치한다.
4. 상청액을 버리고, 2~3% bovine serum albumin을 포함한 200μL blocking solution으로 blocking한다(37℃에서 2시간 또는 4℃에서 하룻밤 방치한다).
5. C. trachomatis 단클론항체(배양 상청액은 2~4배 희석, 복수액은 200~400배 희석)를 각 well에 50μL씩 첨가하여 37℃에서 1시간 또는 4℃에서 하룻밤 반응시킨다.
6. 0.05% Tween 20 PBS(T−PBS, 200μL)로 3번 세척한 후, 동일하

게 PBS로 2번 더 세척한다(평면 mini-shaker를 이용).

7. HRP-conjugated anti-mouse IgG(DAKO, Sigma 등) 1,000배 희석액(제조회사 설명서를 참조)을 50µL씩 첨가하고 37℃에서 1시간 반응시킨다.

8. TPBS로 3번, PBS로 2번 동일한 방법으로 세척한다.

9. 50µL 기질액(OPD+3% H_2O_2)을 첨가한다. 실온에서 30분간 방치 후 반응 정지액(8N H_2SO_4)을 25µL씩 첨가한다.

10. Dyneteck micro-ELISA reader에서 490nm filter를 사용하여 판독(유관적으로도 판독이 가능).

11. 96-well flat bottom tissue culture plate에 coating된 항원의 적정 농도를 구한다(표 7-3).

표 7-3. ELISA 검사를 위한 항원의 정량 시험

항원 희석	1:20	1:20	1:40	1:40	1:80	1:80	1:160	1:160	1:320	1:320	PBS	PBS
MoAb D	++	++	+++	+++	++++	++++	++++	+++	++	+	−	−
MoAb E	+	+	++	+++	++++	++++	++++	+++	++	+	−	−
MoAb F	++	++	+++	+++	++++	++++	++++	+++	++	++	−	−
MoAb G	++	++	++	+++	++++	++++	++++	+++	++	++	−	−
MoAb A	++	++	++	+++	++++	++++	++++	+++	++	++	−	−
MoAb B	++	++	++	+++	++++	++++	++++	+++	++	++	−	−
MoAb L1	++	++	++	+++	++++	++++	++++	+++	++	++	−	−

약자설명: MoAb, monoclonal antibody ; PBS, phosphate buffer solution(pH 7.2). 1:80의 항원 희석이 사용하기 적합한 농도이다.

13) 골수종세포(Myeloma cell)의 HAT 배지에서 감수성 검사

1. 신선하게 키운 골수종세포를 세포성장배지(1×10^5/well)에 부유시켜 96 well culture plate에 100µL씩 분주한다.

2. 농축된 HAT(50X) 배지를 성장배지에 녹여 96-well culture plate

의 1~3wells에 1X, 4~6wells에는 1/2X, 7~9wells에는 1/4X, 10~12wells 에는 1/8X가 되도록 HAT 배지를 추가한다.

3. 96 well culture plate를 37℃, 6% CO_2에서 72시간 배양한다. 매일 골수종세포의 생존율을 관찰한다.

4. HAT 배지(1X)에서는 24시간 후부터는 골수종세포가 사멸하기 시작한다. 배양 48시간 후에는 HAT 배지(1/8X)에서 모든 골수 종세포가 사멸한다.

배지 및 시약

기초배지(basal medium). RPMI/EMEM, antibiotics(Penicillin/Streptomycin)

HAT medium(Boehringer Mannheim Biochemica, HAT—Medium Supplement, 100mL, 50X, Cat No. 644 579)

HT medium(Boehringer Mannheim Biochemica, HT—Medium Supplement, 100mL)

50X Hybridization medium. 1X Nutridoma—SR in HAT medium, 10mL

Cloning medium. 1X Nutridoma—SR in HT medium

Polyethylene glycol(PEG). PEG 1,500은 가라앉아 단층세포를 형성 하는 골수종세포(SP 2/0, v.653), PEG 4,000은 부유하는 골수종 세포(N/S 0)에 사용한다

0.01M phosphate buffer saline(PBS, pH 7.2)

Trypan blue(0.1~0.2%)

기질액(substrate solution). 100mg o—phenylenediamine dihdrochloride 을 10mL methanol에 녹인다(OPD solution). OPD(1mL) 용액을 9mL PBS에 희석하고, 사용 직전 100μL 3% H_2O_2을 첨가한다.

반응정지액(8N H_2SO_4). 44mL H_2SO_4(원액)를 156mL 증류수에 희석

장비 및 기구

Laminar flow biological safety hood

Incubator(37℃, 6~7% CO_2)

Water bath(37℃/56℃)

Inverted microscope

Pipette aid

Automatic pipette, adjustable hand pipette(1~50μL, 50~200μL)

Multi－pipette(8－channel)

Centrifuge(regular, high speed up 30,000Xg)

Micro－ELISA reader

Shaker(Micro－shaker Ⅱ, Dynetech)

Refrigerator(4℃), deep freezer(－70℃), liquid nitrogen

Micro－dissecting scissors and forceps(3sets 이상)

Mesh

밑이 평평한 유리봉

Media filtration system(0.45μm)

Cell counting chamber 및 counter

Magnetic stir

Tissue culture flask(25Cm^2, 75Cm^2 및 150Cm^2)

Tissue culture plate(96well, 24well)

Petri dish(100mm 및 150mm)

Pipet(1mL, 2mL, 5mL, 10mL)

50mL round bottom glass centrifuge tube

Oak Ridge screw cap tube

Marking pencil

4. FITC 결합(Conjugation of fluorescein isothiocyanate)

면역된 마우스 혈청 또는 복수액에서 면역글로불린을 정제하여 fluorescein isothiocyanate(FITC)를 결합시켜 직접형광면역염색에 사용할 수가 있다. 기본적인 방법은 다음과 같다. 1) ammonium sulfate로 분획 (fractionation), 2) protein 농도 측정, 3) FITC 결합, 4) unreacted fluorescent material 제거.

1) Ammonium sulfate로 분획(Fractionation)

혈청(복수)을 단백 전기영동을 하여 보면 ɣ-globulin 부위에 peak를 형성한다(그림 7-7). 일반적으로 50% saturated ammonium sulfate[(NH₄)₂SO₄]로 침전(precipitation)시켜 분획(fractionation)한다. 분획의 최상 조건은 가능한 albumin을 제외하고 gamma globulin만(50% 이상) 회수하는 것이다.

※ 사용한 동물의 종류에 따라 사용하는 saturated ammonium sulfate의 농도가 상이하다. 일반적으로 마우스 혈청은 35% saturated ammonium sulfate로 1번, 40%로 2번 분획(fractionation)하면 마우스 혈청 내 gamma globulin 75%를 회수할 수가 있다.

1. 혈청 10mL을 천천히 혼합하며 70% saturated (NH₄)₂SO₄ 용액을 첨가한다(saturated ammonium sulfate의 최종 농도는 35%가 된다).

2. 혼합액을 25℃에서 4시간 또는 4℃에서 18시간 세워 놓아 침전물이 가라앉게 한다.

3. 원심분리하여 상청액을 버리고, 증류수로 원래 부피(10mL)까지 채운다.

4. 용해된 단백 용액을 천천히 혼합하며 동량(10mL)의 80%-(NH₄)₂SO₄ 용액을 첨가한다(최종 농도가 40%가 된다).

5. 잘 혼합 후 즉시 원심분리하여 침전물을 분리한다.

6. 상청액을 제거하고 10mL의 증류수를 첨가하여 다시 침전물을 용해한다.

7. 4번과 동일한 방법으로 3번째 침전을 실시한다.

8. 0.85% NaCl(pH 8) 용액으로 투석을 하며, 투석액에서 sulfate가 검출 안 될 때까지 투석한다.

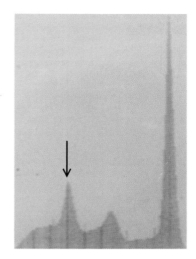

그림 7-7. 단클론항체(monoclonal antibody)를 함유한 복수액의 단백전기영동. Globulins 영역에 단클론항체(monoclonal antibody)의 peak가 관찰됨(화살표).

※ 1mL 투석액(0.85% NaCl)에 동량의 saturated barium chloride 용액을 첨가하여 1시간 정도 방치하여 더 이상 혼탁이 없으면 globulin 용액 내에 방해물질인 sulfate가 없는 것이다.

2) Protein 농도 측정

FITC를 결합시킬 마우스 혈청의 단백의 농도를 Biuret 방법 등을 이용하여 측정한다(방법 생략, 검사실에 의뢰하여 측정하면 편리함).

3) FITC 결합(Conjugation of fluorescein isothiocyanate)

FITC를 protein에 결합시킬 때 FITC/Protein 비율은 항원 항체 반응에 따라 다르다. Ammonium sulfate로 분획된 혈청에 antibacterial conjugates의 비율은 25~30μg/mg으로 비율이 높다. 반면 antiviral conjugate에서는 10~12μg/mg으로 비율이 낮다. Ammonium sulfate로 혈청을 침전시켰을 경우 일부 잡물질(α−globulin, β−globulin 등) 때문에 conjugation efficiency가 떨어져 일반적으로 conjugation 효율은 75%이다.

※ Labeling 시 조건은 25℃, pH 9.5, 0.05M Na_2HPO_4가 최적 조건이다.

1. Ammonium sulfate로 침전시킨 10mL 마우스 혈청에 단백양이 12mg/mL라면 용액 내 총 단백양은 120mg이다.

2. 필요한 FITC의 양은 F/P ratio/0.75(결합효율)=25/0.75=33.3μg FITC/mg protein이기 때문에, 33.3μg/mg X 120mg(총 단백양)=3,996μg=3.996mg FITC가 필요하다.

3. 필요한 FITC(3.996mg)를 5mL 0.1M Na_2HPO_4(pH 9)에 녹인다.

4. Globulin이 녹아 있는 10mL 용액을 휘저으면서 2.5mL 0.2M Na_2HPO_4 완충용액을 첨가한다.

5. 5mL FITC 용액을 완충용액이 첨가된 globulin 용액에 천천히 휘저으면서 첨가한다.

6. 0.1M Na_3PO_4 용액을 방울방울 떨어뜨리며 globulin 용액의 pH를 9.5로 맞춘다.

7. 0.85% NaCl 용액을 첨가하여 20mL이 되게 한다.

8. 용액을 혼합한 후 실온(25℃)에서 2시간 30분간 방치하여 labeling 되게 한다.

9. 원심분리하여 침전물을 제거한다.

4) Unreacted fluorescent material 제거

Conjugation(FITC labeling)의 효율(efficiency)이 아무리 높아도 labeling
이 안 된 물질이 있으면 염색 후 배경이 지저분하므로 unreacted
fluorescent material(UFM)을 제거하여야 한다. Conjugate로부터 UFM
을 제거하는 방법으로는(1) 투석(dialysis)과 (2) Sephadex column을 통
과시키는 방법이 있다.

(1) 투석(Dialysis)

투석은 phosphate buffered saline(PBS, pH 9)으로 4℃에서 실시한다.
Wood's lamp를 사용하여 투석액 일부를 어두운 곳에서 비추어 보면
더 이상 형광이 안 보일 때까지 투석을 한다.

※ 많은 양의 투석액을 사용하면 짧은 시간에 투석을 끝낼 수가 있다.

(2) 크로마토그래피(Chromatography)

Sephadex(Grade G-25/G-50) 8gm을 22 X 200mm glass column에
충전(packing)하면, 5mg/mL protein, 50㎍ FITC/mg protein, 5mL conju-
gate에 사용하기 적합하다. 처음에 흘러나오는 용액은 FITC conjugat-
ed globulin이고, 나중에 흘러나오는 용액은 labeling이 안 된 unreacted
fluorescent material(UFM)이다.

1. Gel 준비

Sephadex 10gm을 200mL PBS(pH 9.0)를 넣고 휘저어 Sephadex가
충분히 PBS로 충전되게 하고, Sephadex가 가라앉으면 상청액(PBS)을
버린다(상청액에는 fine dextran particle이 있을 수 있다).

2. Packing of column

유리 Column(직경과 높이가 1:10)의 출구를 막고 column 높이의 중간까지 PBS로 채운 후 Sephadex를 funnel을 이용하여 넣는다. Sephadex가 column에 충전되면 출구를 열어 PBS가 천천히 흘러나가게 한다. PBS가 Sephadex의 상층을 막 빠져나가려 할 때 바로 사용할 수가 있다.

3. Chromatography

Sephadex 표면을 건드리지 않고 FITC conjugate를 천천히 흘려 내려 보낸 후 PBS를 2~3mL 정도 추가로 흘려보낸다. Conjugate가 완전히 gel 내에 스며들었으면 column의 출구를 열고 PBS를 계속 흘려보낸다. Unreacted fluorescent material(UFM)은 column의 상층에 노란 띠(band)를 형성하고 conjugated protein은 column을 통과하여 출구로 흘러나온다. Potable UV lamp를 사용하여 처음 형광을 띠는 용출액으로부터 마지막 형광 용출액을 채취한다(Sephadex 종류에 따라 방법이 다소 다를 수 있으므로 제조회사 설명서 참조).

　※ 방부제는 Sodium azide(NaN$_3$) 최종 농도 0.1%, methiolate(thimerosol) 최종 농도 0.01%를 사용한다.

시약

Ammonium sulfate [(NH$_4$)2SO$_4$]

　　Ammonium sulfate [(NH$_4$)2SO$_4$] 55gm를 100mL의 증류수에 녹여 며칠간 실온에 보관(하루에 한 번 정도 휘저어 준다.)

Sodium chloride, 0.85% NaCl, pH 8

　　8.5gm NaCl을 1L 증류수에 녹여 NaOH로 pH 8.0을 맞춘다.

Barium chloride, BaCl$_2$, saturated

　　20gm BaCl$_2$를 50mL 증류수에 녹여 사용 전 실온에 하루 보관 후

사용.

Na₂HPO₄

$0.2M$ Na_2HPO_4, pH 9 － 28.4gm을 증류수 1L에 녹인다.

$0.1M$ Na_2HPO_4, pH 9 － 14.2gm을 증류수 1L에 녹인다.

Na₃PO₄(0.1 M Na₃PO₄)

16.4gm을 증류수 1L에 녹인다. $Na_3PO_4 \cdot 12\ H_2O$는 38.0gm 사용한다.

Phosphate buffered saline(PBS, pH 9.0, 0.01M)

Stock solution(10X 농축액)

Na_2HPO_4(anhydrous)	12.36gm
$NaH_2PO_4\ H_2O$	1.80gm
NaCl	85.00gm
증류수(최종)	1.00L

Working solution(PBS, pH 9.0, 0.01M)

Stock solution	100mL
증류수	900mL

※ NaOH로 pH 9를 맞춘다.

5. SDS－폴리아크릴아미드겔 전기영동(SDS－PAGE)

Chlamydia가 갖고 있는 각종 단백을 분자량 단위로 분리하기 위하여 순수 분리한 Chlamydia 단백을 SDS(sodium dodecyle sulfate)와 β－mercaptoethanol으로 처리하여 중성 PH에서 폴리아크릴아마드겔 전기영동(polyacrylamide gel electrophoresis)을 실시한다. SDS는 β－mercap toethanol 존재하에서 단백 구조의 disulfied 결합을 환원하여 복잡한 삼차 구조를 파괴하고 불규칙한 배열로 만든다. SDS와 결합한 단백은 변성이 강한 음전하를 띠게 되므로 자체의 전하는 무시된 채 단백질의 크기에 따라서만 겔 내에서 분리되어 이동한다. 분자량을 알고 있는 표준단백과 함께 전기영동하면 이동 단백의 분자량을 쉽게 알 수 있다. SDS-PAGE는 불연속겔(stacking gel +separating/running gel)을 사용한다. 전기영동 시 낮은 전압을 걸어 단백이 stacking gel에서 얇은 층을 형성하게 한 후 running gel에서는 높은 전압을 걸어 동시에 분리되게 한다. 분자량이 12,000~45,000dalton이면 15% 겔을, 15,000~70,000dalton이면 보통 10% 겔, 25,000~200,000dalton이면 5% 겔을 사용한다.

재료

Acrylamide ＋ Bisacrylamide(30:0.8)

Acrylamide	30.0g
Bisacrylamide	0.8g
증류수(전체양)	100.0mL

※ Whatman No.1 filter paper로 여과, 4℃의 갈색병에 보관하거나 은박지로 보관병을 싸서 보관하면 1~2개월까지 안정하다.

TEMED(NNN'N'－Tetramethylethylenediamine). 갈색병(은박지로 싸서 보관)을 4℃에 보관

Ammonium persulfate(1.5% W/V)

Ammonium persulfate	0.15g
증류수	10.00mL

※ 불안정하므로 사용 직전 제조한다.

SDS(10% W/V)

SDS	10g
증류수	100mL

Stock sample buffer(2X)

0.125M Tris	0.757g
4% SDS	2g
20% Glycerol	10mL
0.04% BPB	2mL
증류수	45mL

※ pH 6.8로 조절(농축 HCl 사용)

10% Mercaptoethanol	5mL

Stacking gel buffer(0.5M Tris HCl, pH 6.8)

6.0g Tris + 40mL 증류수

※ 1M HCl로 pH 6.8로 조절, 증류수로 100mL 채운 후 Whatman No.1 filter로 여과, 4℃에 보관.

Resolving gel buffer stock(running gel buffer)

3.0 M Tris HCl(pH 8.8)

Tris 36.3g + 1M HCl 48−58mL

※ 증류수로 100mL까지 희석 후 여과(4℃에 보관)

Reservoir buffer stock(running buffer)

0.25 M Tris, 1.92M glycine, 1% SDS(pH 8.3)

Tris	30.3g
Glycine	144.0g
SDS	10.0g

※ 완전히 녹인 후 증류수로 1L까지 채워 4℃에 보관

염색액(0.2% Coomassie® Brilliant Blue R)

CBB(R−250)	2g
Acetic acid	100mL
Methanol	450mL
증류수	450mL

탈색액(destaining solution)

Acetic acid	100mL
Methanol	450mL
증류수	450mL

고정액. 7.5% Acetic acid

방법

1. 전기영동 지지판(유리판)을 메타놀로 잘 닦아 조립한다.
2. 12.5% 겔을 만든다(표 7-4).

표 7-4. SDS-discontinuous buffer System에서 겔 제조

Stock solution	Stacking gel	12.5% acrylamide	Reservoir buffer
Acrylamide－bisacrylamide(30:0.8)	2.5	12.5	－
Stacking gel buffer stock	5.0	－	－
Resolving gel buffer stock	－	3.75	－
Reservoir buffer stock	－	－	100
10% SDS	0.2	0.3	－
1.5% ammonium persulfate	1.0	1.5	－
Water	11.3	11.95	900
TEMED	0.015	0.015	－

※ SDS나 SDS compound mixture는 실온에 보관한다. Buffer는 10 분 정도 degassing(초음파 처리를 하여 용액 내 gas를 제거)시킨 다. Ammonium persulfate, TEMED는 맨 마지막에 넣어 중합반응 (polymerization)이 일어나게 한다.

3. 겔은 빛이 있는 상태에서 중합반응이 일어나 굳을 때까지 10~30 분 정도 기다린다.
4. Resolving gel 위에 증류수를 부어 겔이 수평이 되게 한다.

5. 겔이 굳은 후 증류수를 버리고 흡착지로 물기를 제거한다.
6. 빗(comb)을 넣고 stacking gel을 넣는다.
7. 10~30분 동안 굳힌다.
8. 냉장고에 넣어 식힌 후 빗을 제거한다.
9. 겔을 싸고 있는 밀폐 고무를 제거한다.
10. Running buffer를 채우고 겔과 빗(comb) 사이의 공기를 제거한다.
11. 검체 처리. 검체(1mL)＋Sample buffer, stock(1mL)
※ 끓는 물에서 3분간 중탕 후 실온에서 식힌다.
12. 표준단백 및 검체를 빗(comb)이 있었던 자리에 10~30μL씩 넣는다(그림 7-8).

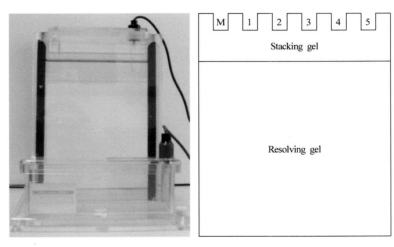

그림 7-8. SDS-PAGE. 기구를 조립한 후 running gel을 부어 굳인 후, stacking gel을 붓고 빗(comb)을 넣어 굳힌다(좌). Comb를 제거하고 표준단백과 검체를 각각 M, 1, 2, 3, 4, 5에 넣는다(우).

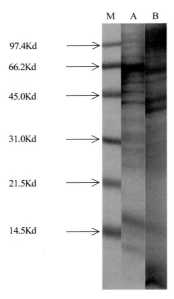

| | M | A | B |

97.4Kd →
66.2Kd →
45.0Kd →
31.0Kd →
21.5Kd →
14.5Kd →

13. 검체가 Stacking 겔에 있을 때는 60V의 전압을 걸어 준다.
14. Resolving 겔 위에 검체가 쌓이면 100V로 전압을 올려 5~6시간 기다린다.
15. 0.2% CBB 용액으로 2시간 염색한다.
16. 탈색하고 겔 건조기로 겔을 말린다.
17. 사진을 촬영하거나, 525nm에서 점영상화(scanning) 처리를 한다 (그림 7-9).

그림 7-9. SDS-PAGE 염색
(Coomassie® Brilliant Blue R로 염색).
M: 표준단백(좌측), A: *C. pneumoniae*,
B: *C. trachomatis*.

6. 웨스턴블롯 분석법(Western blot analysis)

단클론항체(MoAb)를 만든 후 사용한 면역항원의 어떠한 단백과 반응하는지를 찾아내는 방법으로 분자량을 알고 있는 표준 단백과 함께 SDS-PAGE를 먼저 시행 후 분자량 크기에 따라 전기영동된 단백을 nitrocellulose membrane(NCM)으로 이동시켜 항원 항체 반응을 이용하면 반응 단백의 크기(분자량)를 알 수가 있다. NCM과 SDS-PAGE된 겔(gel)을 밀착시켜 기구 내에 장착한다. NCM과 겔의 기구 내 장착이 끝나면 blotting buffer를 기구 내에 붓고, 전압을 올려 전기

를 흐르게 하면 전기는 양극⊕에서 음극⊖으로 흐르나 겔 내에 전기
영동된 단백은 음극⊖에서 양극⊕으로 이동한다.

전기영동 후 비−특이 항원항체반응을 억제하기 위하여 NCM을 차단
용액(blocking solution)에 1~2시간 담가 놓는다. NCM을 1차 항체(단클론
항체 상청액 또는 1,000배 희석 복수액)와 반응시킨 후 효소(alkaline
phosphatase)가 부착된 2차 항체(항−마우스 항체)와 반응시킨 후 5−
bromo−4−chloro−3−indolyl phosphate/nitro blue tetrazolium(BCIP/NBT)
로 발색시키면 청색의 띠가 관찰된다. 분자량을 알고 있는 표준물질
과 함께 SDS−PAGE 및 Western blotting을 하면 청색 띠의 위치를 확
인할 수가 있다.

재료

Blotting buffer(transfer buffer), pH 8.3

Tris−base(25mM)	3.0g
Glycine(192mM)	14.4g
메타놀(20% V/V)	200.0mL

※ 증류수에 녹여 1L을 만들고 HCl로 pH 8.3을 맞춘다.

Tris−buffered saline(TBS)

Tris−base	2.42g
NaCl	29.24g

※ 증류수에 녹여 1L을 만들고 HCl로 pH 7.5를 맞춘다.

Washing solution(1X TTBS) 0.05%

　　1L TBS ＋ 0.5mL Tween 20

Blocking solution(3% bovine serum albumin, BSA)

　　3g BSA을 100mL TBS에 녹인다.

Antibody buffer. TBS

발색용액

NBT. 0.5g의 NBT를 10mL의 70% demethylformamide에 녹인다.

BCIP. 5.0g의 BCIP를 10mL의 100% demethylformamide에 녹인다.

Alkaline phosphatase 완충액. 100mM NaCl, 5mM $MgCl_2$, 100mM Tris−Cl(pH 9.5)

※ 10mL의 alkaline phosphatase 완충액에 66μL의 NBT 용액과 33μL의 BCIP 용액을 넣고 잘 섞는다(30분 내 사용).

방법

1. 기구 장착

Blotting 기구를 깨끗이 닦고 다음 순서에 의하여 nitrocellulose 막(NCM)과 SDS−PAGE된 겔(gel)을 기구 내에 장착한다. 양극판 ⊕ ←

균질한 스펀지(porous pad)←Whatman 3mm paper(3장) ← nitrocellulose membrane(NCM) ← SDS−PAGE 겔← Whatman 3mm paper(3장) ← 균질한 스펀지(porous pad) ← 음극판 ⊖(그림 7−10).

※ NCM의 상하 좌우 표기를 적당한 방법으로 한다(모퉁이를 조금 자른다).

※ Filter papers, NCM, 겔, filter papers 사이에 공기 방울을 제거하기 위하여 10mL 피펫을 굴려 가며 공기 방울을 밀어 낸다.

그림 7−10. Western blotting의 이전 (blotting) 설치 모형도. 양극판 ⊕ ← 균질한 스펀지(porous pad)←Whatman 3 MM paper(3장) ← nitrocellulose 막(NCM) ← SDS−PAGE 겔(GEL)← Whatman 3 MM paper(3장) ← 균질한 스펀지(porous pad) ← 음극판 ⊖.

2. Blotting

NCM과 겔을 기구 내에 장착 후 blotting buffer를 tank 내에 충분히 채운다. 기계의 전압을 7V/1Cm(음극과 양극판 거리)으로 2시간 동안 전기가 흐르게 한다.

※ 단백의 이동이 끝난 후 겔은 Coomassie Brilliant Blue로 염색하여 단백질이 모두 NCM으로 이동하였는지 확인한다.

3. 항원－항체 반응

1) Blocking. 비－특이 항원항체반응을 차단하기 위하여 blotting이 끝난 NCM을 3% BSA TBS blocking 용액에 4℃에서 하룻밤/실온에서 2시간 방치한다.

2) 세척. 평판 rotator를 사용하여 TTBS 용액에서 2회, TBS 용액에서 1회, 각각 5분씩 세척한다.

3) 일차항체 반응. 생성된 단클론항체(단클론 배양 상청액. 원액/복수액. 1,000배 희석)를 37℃에서 2시간, 실온 또는 4℃에서 하룻밤 동안 반응시킨다. 평판 rotator에 올려놓고 저속으로 돌려 계속 반응액이 접촉할 수 있게 한다.

4) 세척. 2)번과 동일.

5) 이차 항체 반응. Anti－mouse Ig(G, A, M), TBS로 1:1,000 희석(제조사 설명서 참조)하여 사용한다.

※ Peroxidase 또는 Alkaline phosphatase conjugated 항체를 사용한다.

6) 세척. 2)번과 동일.

7) 발색 반응. 세척한 NCM을 바로 제조한 발색용액(0.1mL/NCM Cm^2)에 담근 후 푸른색의 단백 띠가 나타날 때까지 살살 흔들어준다.

8) 정지: 단백 띠가 선명하게 보이면 증류수로 반응을 중지시킨다.

9) Marker 염색. 0.1% Amidoblack 10B로 1~2분 또는 Indian ink (1:1,000)로 표준단백이 염색될 때까지 염색하고, 7% acetic acid 로 배경이 깨끗해질 때까지 탈색.

10) 사진. 영구 보존을 위하여 사진을 찍어 둔다(그림 7-11).

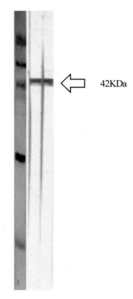

42KDa

그림 7-11. Western blotting 결과. *C. trachomatis*(type D)에 대한 종-특이(type-specific) 단클론항체(monoclonal antibody)를 이용한 염색(42KDa의 major outer membrane protein, MOMP), 분자량 측정을 위한 표준단백(좌측)은 indian ink(1:1,000)로 염색.

참고문헌

김선의, 최태열, 김신경, 김경숙. *Chlamydia trachomatis* 감염의 혈청학적 진단. 대한임상병리학회지 19: 522 − 8, 1999.

최태열, 강정욱, 김덕언, 안정열, 최효선. *Chlamydia pneumoniae*에 대한 단클론 항체 생산. 감염 29: 139 − 46, 1997.

윤규석, 김덕언, 최태열. 단세포군 항체를 이용한 *Chlamydia trachomatis*의 면역형 결정. 감염 25: 19 − 26, 1993.

장숙진, 김덕언, 김홍석, 최태열. Dot − ELISA를 이용한 *Chlamydia trachomatis* 감염의 혈청학적 진단. 대한임상병리학회지 12: 245 − 55, 1992.

최태열, 강종명. Western blotting법을 이용한 *Chlamydia trachomatis*의 주막단백 확인에 관한 연구. 대한임상병리학회지 9: 123 − 28, 1989.

최태열, 김신규, 김춘원, 김기홍, 황응수, 차창룡, 김광혁. *Chlamydia trachomatis* 진단에 유용한 단세포군 항체 생산에 관한 연구. 대한미생물학회지 22: 197 − 208, 1987.

Barnes RC, Wang SP, Kuo CC, Stamm WE. Rapid immunotyping of *Chlamydia trachomatis* with monoclonal antibodies in a solid − phase enzyme immunoassay. J Clin Microbiol 22: 609 − 13, 1985.

Brid BR, Forrest FT. Laboratory diagnosis of *Chlamydia trachomatis* infections. US. Department of Health and Human Services, CDC, 1981.

CDC Laboratory manual. Fluorescent antibody techniques and bacterial applications. U. S. Department of Health, education, and Welfare, CDC, Atlanta, 1978.

Choi TY, Kim DU, Seo YH. Evaluation of serotyping using monoclonal antibodies and PCR − RFLP for *Chlamydia trachomatis* serotype identification. J Kor Med Sci 16: 15 − 9, 2001.

Goding JW. Monoclonal antibodies. Principles and practice. Academic press, London, 1983.

Khöler G and Milstein C. Continuous cultures of fused cells secreting antibody of predefined specificity. Nature 256: 495, 1975.

Peter JH. Monoclonal antibodies. Springer Verlag, Berlin, 1992.

Schachter J, Grossman M, Azimi PH. Serology of *Chlamydia trachomatis* in infant. J Infect Dis 146: 530 − 5, 1982.

Stephen RS, Tam MR, Kuo CC, Nowinski RC. Monoclonal antibodies to *Chlamydia trachomatis*: Antibody specificities and antigen characterization. J Immunol 128: 1083 − 9, 1982.

Towbin H, Staehelin T, Gordon J. Electrophoretic transfer of proteins from polyacrylamide gels to nitrocellulose sheets: procedure and some applications. Proc Natl Acad Sci USA 76: 4350 − 4, 1979.

Tijssen P. Practice and theory of enzyme immunoassays. Elsevier, NY, 1985.

Wang SP, Kuo CC, Grayston JT. A simplified method for immunological typing of trachoma inclusion conjunctivitis − lymphogranuloma venerum organism. Infect Immun 7: 356 − 60, 1973.

Wang SP, Kuo CC, Grayston JT. Formalinized *Chlamydia trachomatis* organism as antigen in the micro − immunofluorescence test. J Clin Microbiol 10: 259 − 61, 1979.

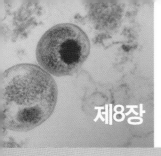

제8장 분자생물학적 연구

Watson과 Click(1953)이 DNA의 이중 나선 구조를 밝혀낸 후 분자
생물학적 기법이 계속 발달하여 감염 질환을 일으키는 원인체 진단
에 괄목할 만한 발전을 가져왔다. 특히 Chlamydia처럼 세균배양이 어
려운 세균은 진단에 분자생물학적 방법을 이용하면 환자에게 불편을
최소화하고, 진단의 민감도 및 특이도를 높일 수 있다. 이번 장에서는
Chlamydia 연구에 사용하였던 염색체(chromosome) 및 플라스미드
(plasmid) DNA 분리, 중합효소연쇄반응(polymerase chain reaction, PCR),
아가로즈겔 전기영동(agarose gel electrophoresis), 제한절편길이다형성
(restriction fragment length polymorphism, RFLP), 서던블롯(Southern
blotting), 유전자복제(cloning) 등 기본적인 방법을 기술하였다. 최근에
는 실험 방법의 많은 부분이 키트로 제품화되어서 기술적으로 간편
할 뿐만 아니라 정도관리 측면에서도 정확성 및 재현성을 높일 수 있
게 되었다. 그러나 이 책자에서는 저자가 Chlamydia 연구에 사용한
수기 방법 및 키트 제품을 소개하였다. 키트 제품의 방법은 제품의
설명서를 참조하시길 바란다.

1. DNA 및 plasmid 분리

근자에는 DNA를 분리할 때 환경 문제 때문에 phenol/chloroform의 사용이 자제되고 있으므로 가능한 상품화된 여러 종류의 제품을 사용하는 것이 경제적이며 간편하다. 이곳에서는 수기법을 기술하였다.

1) 염색체(Chromosome) DNA 분리

재료

DNA 추출용액

   10mM Tris－Cl(pH 8.0)

   0.1M EDTA

   Pancreatic RNase A, 20mg/mL

   0.5% SDS

Proteinase K(20mg/mL)

Phenol/chloroform/isoamyl alcohol(25:24:1)

50mM Tris－Cl(pH 8.0)

TE 완충액. 10mM Tris－Cl(pH 8.0), 1mM EDTA

99% 에탄올

방법

1. 검체(검사물 또는 배양 후 검체)를 원심분리(2,000Xg, 10분)한다.
2. 침전물에 1mL DNA 추출용액을 첨가하여 37℃에서 1시간 반응시킨다.
3. Proteinase K 용액을 50μL 첨가하여 최종 농도가 1mg/mL가 되도록 한다.

4. 50℃ 수조에서 3시간 반응시킨다.

5. 실온에서 phenol/chloroform/isoamyl alcohol을 동량 첨가하여 10분간 혼합한다.

6. 실온에서 10,000Xg로 10분 원심하여 유기용매층을 분리한다.

7. 수용액 상층을 새로운 1.5mL 원침튜브로 옮긴다(중간층에 찌꺼기가 딸려 나오지 않게 조심한다).

8. 수용액층이 맑아질 때까지 5~7을 2~3회 반복한다.

9. 최종으로 모은 수용액층에 동량의 에탄올을 첨가한다.

10. 원침(10,000Xg, 10분) 후 하얀 침사가 DNA다.

11. TE 완충액으로 DNA를 녹여 DNA의 농도 및 순도를 측정한다.

※ 핵산(DNA, RNA)은 분광광도계의 자외선 파장 260nm에서 측정한다. DNA의 경우는 광학밀도(optical density, O.D.)가 1일 때 농도가 50μg/mL, RNA의 경우는 40μg/mL, 오리고뉴클레오타이드(oligonucleotide)의 경우는 30μg/mL이다.

예: DNA 5μL을 D/W 1mL에 희석하여 260nm에서 O.D.가 0.4이면 검체 내 DNA 농도는 0.4 X 200(희석배수) X 50μg/mL＝4μg/μL

※ 분광광도계 280nm에서 O.D.는 단백 등의 오염물질의 농도를 반영하므로 260nm에서 O.D. 값/280에서 O.D. 값이 1.8 이상이면 분리된 DNA가 비교적 순수하여 중합효소방법(PCR), 유전자복제(cloning), 염기순서분석(sequencing) 등에 사용할 수가 있다(RNA의 경우는 1.9 이상).

※ InstaGene(Bio－Rad, USA) 등의 상품화된 제품을 사용하여 DNA를 분리하면 편리하다.

2) Plasmid DNA 분리

C. trachomatis 기본체(elementary body, EB)에는 플라스미드(cryptic plasmid)가 7~10개 정도 존재하여 chromosome DNA보다 진단에 있어서 민감도가 높으나, 연속적 계대배양 시 손실이 있을 수 있다. 대량의 고순도 DNA가 요구될 때는 cesium chloride를 이용한 원심분리법이 사용되나, 검사실에서는 소량의 plasmid만 필요하므로 비등법과 알칼리분해법(alkali lysis method)을 사용한다. 이곳에서는 알칼리 분해법을 소개하였으나, 현재는 상품화된 제품이 시판되고 있어 설명서대로 따라 하면 플라스미드를 쉽게 분리할 수 있다(그림 8-1).

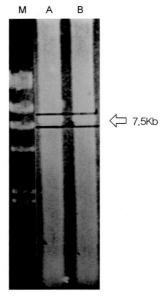

그림 8-1. *C. trachomatis*에서 분리된 7.5Kb cryptic plasmid(Plasmid Midi Kit, QIAQEN, USA)를 agarose gel에서 전기영동하여 ethidium bromide로 염색. 국내에서 분리된 균주 *C. trachomatis* (D/H y1212/Cx, A)와 외국 표준균주(LGV II/CDC, B)를 사용.

재료

용액 I. 50mM Tris-Cl(pH 8.0), 10mM EDTA

용액 II. 0.2N NaOH, 0.1% SDS

용액 III. 3M potassium acetate(pH 5.5)

TE(pH 8.0). 10mM Tris-HCl(pH 8.0), 1mM EDTA(pH 8.0)

100μg/mL RNase가 녹아 있는 TE buffer(pH 8.0)

Isopropyl alcohol

방법

1. 검체(임상 가검물 또는 배양액)를 10분간 원침(10,000Xg)하여 상청액을 제거한다.

2. 용액 I (200μL) 첨가 후 진탕.

3. 용액 II(200μL) 첨가 후 혼합하여 얼음 속에 5분간 방치한다.

4. 용액 III(200μL)를 첨가하여 섞은 후 얼음 속에 5분간 방치.

5. 실온에서 10,000Xg로 10분간 원심분리한다.

6. 상층액을 새로운 1.5mL 원침튜브로 옮긴다.

7. Isopropyl alcohol을 동량 섞어 4℃에서 10,000Xg로 10분간 원심분리한다.

8. 상층액을 제거하고 흡수지 위에 거꾸로 10분 정도 세워두어 물기를 제거한다.

9. RNase A가 포함된 TE 완충액 40μL 첨가하여 침전물을 녹인 후 37℃에서 20분 반응시키고 냉장 보관한다.

※ Plasmid Midi Kit(QIAGEN, USA) 등의 상품화된 제품을 사용하여 plasmid를 분리하면 편리하다.

2. 중합효소연쇄반응(Polymerase chain reaction)

중합효소연쇄반응은 DNA 염기서열이 알려져 있는 부위를 두 개의 시동체(primer)를 이용하여 시험관 내에서 원하는 DNA를 연속 증폭시키는 방법으로 분자생물학 분야에서 필수 기술 중에 하나이다. 중합효소연쇄반응은 염색체 또는 플라스미드 DNA의 특정 부위를 반복합성하여 시험관 내에서 원하는 DNA 분자를 증폭하는 분자생물학적 방법으로 2~3시간 내 25~35회 증폭하면 원하는 DNA를 >10^6 copy 정도 얻을 수 있다. 증폭된 DNA의 결과물은 아가로즈젤(agarose gel)이나 폴리아크릴아미드겔(polyarchrylamide gel)에서 전기 영동 증폭된 DNA의 크기와 양을 알 수 있다. *C. trachomatis*는 염색체 DNA의 주외 막단백(major outer membrane protein, MOMP)을 부호하는 *omp*A 유전자를 증폭하거나, 플라스미드(cryptic plasmid) 및 16S rRNA를 증폭한다.

중합효소연쇄반응의 과정은 1) DNA의 변성, 2) 시동체의 결합, 3) DNA의 연장으로 이루어져 있다.

1. 변성(denaturation). 두 가닥의 DNA(double strand DNA, ds DNA)는 강알칼리 및 고온 (90~96℃)에서 두 가닥의 dsDNA가 한 가닥(ssDNA)으로 분리된다. 너무 높은 온도에서는 중합효소의 활성이 낮아지므로 DNA를 오래 끓여서는 안 된다.

2. 어닐링(annealing). 시동체(primers)를 특정 부위 DNA 본틀(template)에 붙이기 위하여서는 온도를 50~60℃(G+C 비율에 따라 변화)로 낮추면 된다. *C. pneumoniae*에서는 시발체의 비-특이적 부착을 줄이기 위하여 결합온도를 단계적으로 낮추어 주는 'touch down' PCR을 실시하면 좋다.

3. 확장(extension). 고온 미생물인 *Thermus aquaticus*에서 얻은 *Taq* polymerase는 90~96℃의 고온에서도 활성도가 유지며, 온도를 70~74℃로 올리면 NTP를 이용하여 DNA 합성을 시작한다. *Taq* polymerase는 분당 2,000~4,000 nucleotide를 합성하므로 보통 결합 시간을 1분 정도면 충분하다. DNA가 증폭됨에 따라 *Taq* polymerase의 활성도가 떨어지므로 반응 시간을 뒤로 갈수록 조금씩 늘려 가는 것도 좋은 방법이다. 또한 마지막 cycle에서는 추가로 10분 정도 연장한다.

재료

1. 시동체(primers). PCR에 사용되는 시동체는 보통 20~24개의 DNA로 구성된 올리고핵산 시동체(oligonucleotide primer)가 적당하며, 시동체 선정은 증폭하고자 하는 부위에 염기순서가 특이한지를 현재는 컴퓨터 프로그램을 이용하여 쉽게 찾아낼 수가 있으며, 시동체 DNA 합성은 DNA 합성기를 보유한 제조회사에 의뢰하여 구매하는 것이 저렴하고 편리하다.

2. 완충액(buffer). 완충액은 일반적으로 10mM Tris－HCl(pH 8.3), 1.5mM $MgCl_2$에 적정 농도의 NaCl, $MgCl_2$가 있어야 하므로 필요에 따라 가감하여야 한다. 상품화된 제품은 설명서에 알맞은 완충용액을 찾아 쓸 수가 있다.

3. 중합효소(polymerase). 일반적으로 *Taq* polymerase를 사용한다.

4. dNTP. dNTP는 최종 200μM까지 사용한다.

5. 본틀(template). 검체의 DNA.

6. 온도변화기(thermal block). 현재는 여러 종류의 thermal block이 국내외(Perkin－Elmer, USA)에서 생산되며, thermal block은 온도가 신속히 변하여 원하는 온도에 정확히 도달하여 일정하게 유지되는 것이 중요하다.

방법

1. 검체 처리. 면봉에 채취된 임상 검체를 수송배지에 넣어 진탕기에서 털어 혼합 후 10,000Xg로 원침 후 침전물에 25μL 세포용해용액(50mM Tris－HCl, 1% Triton X－100, 1mM EDTA, 400μg/mL proteinase K)을 넣어 수조에서 1시간 동안 반응시킨다. Proteinase K의 활성을 중지시키기 위하여 10분간 끓는 물에서 중탕시킨다. 중탕 후 10,000Xg로 10분 원침하고 상청액을 사용한다.

※ InstaGene(Bio－Rad, USA) 등 상품화된 제품을 사용하여 DNA를
분리하면 편리하다.

2. 반응액

증류수	72.5μL
10X PCR buffer	10.0μL
dNTP(200μM, 각각)	2.0μL
Primer(0.5μM, 각각)	1.0μL
(표 8－1 및 표 8－2 참조)	
Taq polymerase(2.5U)	0.5μL
100mM MgCl₂(2mM)	2.0μL
검체(양성, 음성 포함)	5.0μL
전체양(100μL)을 증류수로 조절한다	

※ 검사 건수에 따라 종합 혼합액(master mix)을 만들어 사용하면
편리하다.

※ 최종적으로 mineral oil을 한 방울씩 떨어뜨려 PCR thermal block
기기에 장착한다.

표 8-1. *Chlamydia trachomatis* PCR에 사용되는 primers 염기순서 및 위치
[Ossewarde 등, 1999]

C. trachomatis	염기순서	위치
*omp*A gene	Primer 1: 5'－TTGAGTTCTGCTTCCTCCTTG－3' Primer 2: 5'－ACGCATGCTGATAGCGTCA－3'	40－183 (144bp)
Cryptic plasmid	Primer 3: 5'－TATTCTCTTGACCACAGCGA－3' Primer 4: 5'－TACTCTCCCATTTCTCCCACA－3'	6787－7279 (493bp)

표 8-2. *Chlamydophila pneumoniae* PCR에 사용되는 primers 염기순서 및 위치[Don 등, 1991]

C. pneumoniae	염기순서	위치
External CP1(sense)	5'-TTACAAGCCTTGCCTGTAGG-3'	61-80
CP2(anti-sense)	5'-GCGATCCCAAATGTTTAAGGC-3'	373-393
Internal CP3(sense)	5'-TTATTAATTGATGGTACAATA-3'	100-120
CP4(anti-sense)	5'-ATCTACGGCAGTAGTATAGTT-3'	286-306

3. PCR 시행. Thermal cycler의 반응 조건은 먼저 94℃에서 5분간 1
회, 94℃에서 1분, 55℃에서 1분, 72℃에서 2분을 30회, 추가로
72℃에서 5분을 1회 시행한다. 반응이 끝나면 반응액 10μL을 취
하여 2% agarose gel에서 전기영동한다. PCR 결과물은 4℃ 또는
-20℃에 보관하여 계속 사용할 수 있다.

3. 아가로즈겔 전기영동(Agarose gel electrophoresis)

증폭된 핵산을 1~2% 아가로즈겔(agarose gel)에서 전기영동하면 증
폭된 핵산 크기를 알 수가 있다. 아가로즈겔은 해초에서 추출한 D-갈
락토오스와 L-갈락토오스의 중합체로 증폭된 DNA 절편을 쉽게 분
리 정제할 수가 있다. 일반적으로 1Kb 이하로 작은 핵산은 폴리아크
릴아마이드겔 전기영동을 실시하나, 1Kb 이상의 큰 핵산을 분리하는
경우는 아가로즈겔을 사용한다. 핵산은 중성과 알칼리성 조건에서는
음전하를 띠므로 전기영동을 하면 양극 쪽으로 이동한다. 직선형의
DNA는 염기성분에 극단적인 차가 없는 한 분자량이 적은 것일수록
이동이 빠르고, 큰 것은 이동이 느리다. 핵산의 크기를 알고 있는 표
준 DNA를 동시에 전기영동하면 증폭된 DNA의 크기를 쉽게 알 수가
있다. 주로 1.5%의 아가로즈겔이 많이 이용되나 증폭된 DNA 크기에
따라 아가로즈겔의 농도는 알맞게 조절하여 사용한다. 일반적으로 크
기가 0.1~2Kbp이면 2.0%, 0.4~6Kb는 1.2% 사용한다(그림 8-2).

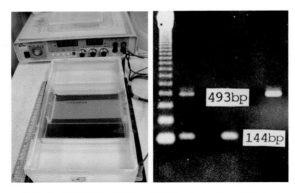

그림 8-2. 아가로즈겔 전기영동 장치(좌). *C. trachomatis*의 dual-PCR. Cryptic plasmid(493bp)와 chromosomal DNA(144bp)를 동시에 증폭하여 민감도와 특이도를 높일 수가 있다(우).

재료

5X TBE buffer(0.45M Tris, 0.45M boric acid, 10mM EDTA)

Tris base	108.0g
Boric acid	55.6g
$Na_2EDTA \cdot 2H_2O$	7.4g
증류수(총량)	2.0L

Running buffer(1X TBE)

5X TBE	260.0mL
증류수(총량)	1040.0mL

6X Sample buffer(0.25% bromphenol blue, 0.25% xylene cyanol FF, 15% ficoll)

Bromophenol blue	25mg
Xylene cyanol FF	25mg
Ficoll	1.5g
증류수(총량)	10.0mL

Ethidium bromide(50μg/mL 증류수)
전기영동 기구(상자)
Portable UV lamp
Power supply
UV transiluminator

방법

1. 1.5% 아가로즈겔 150mL(겔의 크기에 따라 조절)

Agarose	2.25g
5X TBE	30.00mL
증류수	118.50mL

※ 전자레인지(Microwave oven)에서 아가로즈겔을 녹인다(끓어 넘치지 않고 아가로즈겔이 맑아질 때까지 녹인다. 보통 3~5분 필요).

2. 50℃의 수조로 옮겨 식힌다.

※ Ethidium bromide(50μg/mL)를 1.5mL 첨가하고 주조(casting tray)에 공기 방울이 생기지 않게 붓고, 알맞은 빗(coombs)을 장착하고 겔을 굳힌다.

3. 겔이 굳으면 빗을 제거하고 틀에서 제거하여 전기영동 기구에 장착하여 running buffer(1X TBE)를 겔이 충분히 덮일 정도로 채운다.

4. DNA 샘플을 준비한다(15μL PCR 결과물+3μL sample buffer).

5. DNA 샘플을 겔의 각 well에 주입한다. 동시에 DNA size marker를 다른 well에 동시에 준비한다.

6. 전압기를 60Volts로 올리고 30~60분 정도 전류를 흐르게 한다 (bromphenol blue가 전체 겔 길이의 2/3 정도 가게 한다). 이때 겔의 길이는 10~12Cm이면 충분하다.

7. 전류를 차단하고 겔을 전기영동 기구에서 꺼내 투과조명기

(transiluminator)로 옮겨 사진을 촬영한다(근자에는 사진촬영 및 영상 보관 등이 자동화 및 전산화된 기기가 시판되고 있어 사용하기가 편리하다).

※ 수작업으로 사진을 찍을 때는 UV로부터 눈을 보호하기 위하여 보안경을 껴야 하며 전 과정 장갑을 착용한다.

4. 제한절편길이다형성(Restriction fragment length polymorphism)

제한절편길이다형성(restriction fragment length polymorphism, RFLP)의 원리는 DNA를 제한효소로 절단하면 절단된 유전자의 길이가 균주 DNA의 종류에 따라 다양하다는 원리를 이용하여 균종의 분류에 사용할 수가 있다. Chlamydia의 유전형은 *omp*A의 가변염기순서(variable sequence) Ⅰ/Ⅱ 부위의 염기순서를 분석하면 알 수 있다. 이 부위를 PCR법으로 증폭한 후 여러 가지 제한효소로 처리하여 전기영동하면 분절된 DNA의 유형이 다양성을 나타내 15개의 혈청형을 쉽게 분석할 수가 있다. 제한효소 A*lu* Ⅰ로 *omp*A(1.2Kb) 유전자를 처리하면 A, B, Ba, E, F, G, K, L2 등 8종의 혈청형이 쉽게 구분된다. 제한효소 *Hinf* Ⅰ로 처리하면 C, J의 혈청형, D, L1의 혈청형이 구별된다. 제한효소 *EcoR* Ⅰ과 *Dde* Ⅰ로 처리하면 H, I, L3이 구분된다[서 등, 2000]. 이외에도 Da, D⁻, D*, Ga, Ia, I⁻, I2a 등의 다양한 변이형이 발견되고 있으나 PCR−RFLP로 분석이 불가한 경우는 최종적으로 *omp*A 유전체의 염기서열 분석을 시도한다.

방법

1. DNA 추출. Shell vial에서 배양된 *C. trachomatis*를 InstaGene(Bio
   -Rad, USA) 등으로 처치하여 DNA를 추출한다.

2. PCR. *C. trachomatis*의 *omp*A 유전자 중 가변염기서열 Ⅰ/Ⅱ 부위
   를 증폭한다.

1) Primer 1(SERO1A 5'-ATGAAAAAACTCTTGAAATCGG-3', 1-22)
   Primer 2(SERO2A 5'-TTTCTAGA(T/C)TTCAT(T/C)TTGTT-3', 1068
       -1049)

2) PCR 용액 조성. 50mM KCl, 1.5mM MgCl$_2$, 10mM Tris-HCl(pH
   8.3), 200μM dNTP 각각, primer 20pmol 각각, *Taq* polymerase 1U,
   DNA 추출액 10μL, 증류수로 총량 100μL의 용액을 만든다.

3) PCR cycle 조건. Predenaturation 94℃/5분(1회), denaturation 94℃/1
   분, annealing 55℃/30초, extension 72℃/2분(40회), post extension
   70℃/10분(1회).

3. 제한효소로 절단

아래와 같은 DNA 혼합액을 37℃에서 2~4시간 방치하면 DNA가
제한효소에 의하여 절단된다.

정제된 DNA	10μL(5μg)
10X 완충액	5μL
제한효소	2μL(20unit)
증류수(총량)	50μL

※ 제한효소(restriction enzyme)는 반응액의 염기 농도, 반응 온도에
   따라 소화 능력이 각기 다르다. 일반적으로 효소와 함께 반응액이
   시판되고 있어 지시대로 따르면 된다. 대부분 37℃에서 1시간 이

내에 1μg의 DNA를 소화시킬 수 있는 활성을 1단위(unit)라 한다. 일반적으로 제한효소의 사용량은 DNA 양(5μg)의 4~5배(20unit)를 사용하며, 37℃에서 2~4시간 반응시키면 대개 완전히 절단된다.

4. 전기영동

1) PCR 반응액 10μL을 제한효소 *Alu* Ⅰ로 처리하여 7% polyacrylamide gel (acrylamide/bisacrylamide, 29:1)에 전기영동하면, A, B, Ba, E, F, G, K, L2의 혈청형이 구별된다(그림 8-3).

2) 혈청형 C, H, I, J, L3과 D, L1은 유사 분절이 되서 구별이 안 되므로, 제한효소 *Hinf* Ⅰ로 처리하면 C, J 그리고 D와 L1은 잘 구별된다(그림 8-4).

3) 제한 *EcoR* Ⅰ와 *Dde* Ⅰ로 처리하면 혈청형 H, I, L3이 구별된다(그림 8-5).

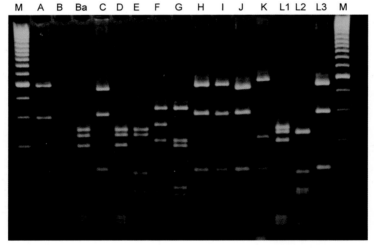

그림 8-3. *C. trachomatis*의 *omp*A 유전체(1.2Kb)를 증폭하여 *Alu* Ⅰ 제한효소로 처리한 PCR-RFLP. 왼쪽부터 M(marker), A, B, Ba, C, D, E, F, G, H, I, J, K, L1, L2, L3, M(marker).

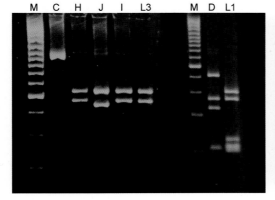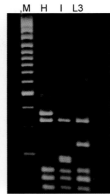

그림 8-4. *C. trachomatis*의 *omp*A 유전체(1.2Kb)를 증폭하 여 *Hinf* I 제한효소로처리한 PCR-RFLP. 왼쪽부터 M(marker), C, H, J, I, L3, M(marker), D, L1.

그림 8-5. *C. trachomatis*의 *omp*A 유전체(1.2Kb)를 증폭 하여 *Eco*R I와 *Dde* I 제한 효소로 처리한 결과. 왼쪽부터 M(marker), H, I, L3.

5. 서던블롯 분석법(Southern blot analysis)

Southern blot은 1975년 Southern에 의하여 고안된 유전자 연구기법 이다. 제한효소로 전체 DNA를 절단한 후 찾고자 하는 염기순서의 위 치를 검출하는 방법으로, 제한효소로 DNA를 절단 후에 전기영동된 DNA를 nitocellulose 막 또는 nylon 막에 흡착시켜, labeling된 DNA를 탐색자로 사용하여 부합화(hybridization)를 형성시키고 그 위치를 검 출하는 방법이다. 이외에 검체의 DNA를 직접 막에 흡착하여 부합화 하는 dot blot도 있으며, 배양접시에 자란 세균 집락들을 nylon 막에 흡착한 후 직접 DNA를 찾아내는 집락부합화(colony hybridization) 등 이 있다. Southern blot의 기본 원리는 다음과 같다.

1. 아가로즈겔 전기영동. 시료의 DNA(염색체 DNA는 10μg이면 충 분)를 제한효소(*Bam*H I 등)로 절단 후 DNA의 크기에 따라 전

기영동하면 분절된 DNA가 크기에 따라 분리된다.

2. 이전(blotting). 아가로즈겔에 있는 DNA를 nylon 막으로 이동시킨다. Nylon 막이 nitrocellulose 막보다 질겨 여러 번 부합화(hybridization)에 재사용할 수가 있으나 염색 후 배경이 약간 지저분한 단점이 있다. 현재는 nylon 막을 많이 사용하고 있다. DNA가 아가로즈겔에서 nylon 막으로 이동하는 것은 모세관(capillary) 현상에 의한다. 사용하는 완충액은 주로 20X SCC(sodium chloride/sodium citrate buffer)을 사용하는데, 겔 내에 DNA가 nylon 막으로 옮겨지는 데는 사용하는 완충액의 종류와 염기 농도 및 시간 등이 중요하게 작용한다.

3. DNA 고정. Nylon 막에 DNA를 고정하는 방법은 음압 상태에서 80℃로 가열하는 방법과 자외선을 조사하는 방법이 있다.

4. 탐색자(probe) 제조. 탐색자는 확인하고자하는 DNA 분절의 염기순서와 상보적인 염기순서를 갖고 있는 DNA에 표지자(marker)를 붙이는 것이다. 초창기에는 방사선 동위원소(^{32}P)가 많이 사용되었으나 요사이는 비방사선 물질(digoxigenin, biotin 등)이 많이 사용되고 있으며, 현재는 대부분 키트화되어 있어 연구자는 탐색자를 붙일 DNA만 준비하면 된다. Nick translation, random oligonucleotide primer법, 중합효소연쇄반응법, 3'-end labeling 법 등이 있다.

5. 전부합화(prehybridization). 전부합화는 부합화의 민감도와 특이도를 최대로 할 뿐만 아니라 비특이적 결합에 의한 주위 배경의 신호를 줄여 준다.

6. 부합화(hybridization). 부합결합 후 세정이 끝나면, ^{32}P를 사용한 경우는 X-ray 필름에 노출시키고, 비방사선 물질을 표식자로 사용한 경우는 키트 내에 발색제(peroxidase, alkaline phosphatase

가 결합된 항체 또는 avidin)을 사용하여 결합 위치를 관찰한다. 위치 판정은 크기를 알고 있는 표준 DNA와 비교하여 검출된 DNA의 크기를 알아낼 수가 있다.

1) DNA의 제한효소처리

제한절편길이다형성(Restriction fragment length polymorphism, PCR -RFLP, 8장 4를 참조).

2) 아가로즈겔 전기영동

일반적 원리는 전기영동(8장 3)을 참조. 전기영동에 사용하는 전압은 낮은 전압에서는 DNA의 이동 속도는 전압의 상승과 비례하므로 분리를 적절히 하려면 5Volts/Cm 이하에서 실시하는 것이 좋다. 겔의 길이는 분리되는 DNA의 편절 수가 적으면(2~3개) 적어도 되나, 예상되는 DNA 조각이 10개 이상으로 많으면 20Cm 정도의 긴 겔을 만들어 사용한다.

3) 이전(Blotting) 및 고정(Fixation)

Nylon 막으로 DNA의 이전은 비가역적 공유결합이기 때문에 여러 차례 세척으로도 흡착된 DNA가 견고하게 nylon 막에 붙어 있는 것이 장점이다. 이전을 위하여 필요한 시간은 DNA 크기에 따라 다르다. 크기가 1Kb 이하면 1~2시간, 15Kb 이상이면 15시간 이상 소용된다.

재료

Denaturation solution(0.4N NaOH)

NaOH	16g
증류수(총량)	1L

Neutralization solution(2X SSC, 0.2M Tris)

20X SSC	100mL
1.0M Tris(pH 7.5)	200mL
증류수	700mL

20X SSC(pH 7.0)

NaCl	175.3g
Sodium citrate	88.2g
증류수(총량)	1.0L

Nylon 막

Paper towel

3MM paper

방법

1. 전기영동이 끝난 아가로즈겔은 적당한 크기의 플라스틱 통으로 옮긴다. Denaturation solution(0.4N NaOH)이 겔에 잠길 정도로 붓는다. 통을 rotary mixer(150~200rpm)에 15분간 올려놓고 흔들어 준다.

2. 겔을 고정하는 동안 1) Nylon 막을 겔보다 사방이 1mm 정도 크게 잘라 낸다, 2) Nylon 막을 증류수가 있는 플라스틱 통에 담가 완전히 적신다, 3) 젖은 nylon 막을 denaturation 액에 5분간 담가 놓는다, 4) Blotting 후 상하 좌우의 위치를 알기 위하여 깨끗한 칼이나 가위로 nylon 막을 겔에 맞추어 귀퉁이를 잘라 낸다.

※ 전 과정 장갑을 착용하고 끝이 둥글고 플라스틱으로 된 핀셋을
  사용한다.

3. 고정된 아가로즈겔과 nylon 막을 아래(그림 8-6)와 같이 지지판
   (유리판) 위에 올려놓고 하룻밤 실온에 방치한다.

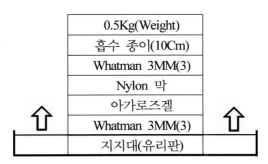

그림 8-6. Southern blot 이전(blotting) 모형도

※ 아래쪽 지지대 위에 Whatman 3MM paper(2~4장)는 지지대보다
  커서 전사용액(20X SSC)에 충분히 잠겨야 모세관 현상이 이루
  어진다.

※ Nylon 막과 겔 사이에 공기 방울이 생기지 않게 피펫으로 공기
  를 밀어 낸다. 겔 이외에는 전사용액이 이동하지 못하게 비닐
  랩으로 겔 주위를 덮어 주면 편리하다.

※ 중간에 종이 타월(10~15Cm)이 상층 끝까지 젖어 있으면, 상층
  부의 종이 타월을 적당량 새것으로 갈아 준다.

4. Capillary blotting이 끝난 nylon 막은 잠깐 동안 0.4N NaOH에 세
   척한다.

5. Nylon 막을 neutralization 용액에 5분간 담가 둔다.

6. 공기 중에서 nylon 막을 건조시킨다.

7. Nylon 막을 80℃ oven에서 음압으로 2시간 말리거나(dry), nylon 막에 U.V. light $(0.12J/Cm^2)$를 조사하여 DNA를 nylon 막에 고정시킨다.

4) 전부합화/부합화(Prehybridization/Hybridization)

전부합화(prehybridization)는 부합화(hybridization)가 잘 이루어지게끔 이전(blotting)이 끝난 nylon 막을 탐색자(probe)가 없는 부합화 용액에 담가서 적셔 놓는 과정이다. 상용화된 제품을 사용하면 연구뿐만 아니라 정도관리 면에서도 편리할 수가 있다.

재료

Hybridization solution(1L)

20% PEG 8000	495mL
20% SDS	350mL
0.5M EDTA(pH 7.6)	20mL
5M NaCl	50mL
1M Na$_2$HPO$_4$(pH7.2)	85mL

20X SSC, pH 7.0(1L)

NaCl	175.3g
Sodium citrate	88.2g

Nylon 막

Heat sealable bag

Pouch sealer

Shielder for beta－ray

Whatman 3 MM paper

X－ray film and cassette

방법

1. 이전(blotting)이 끝난 nylon 막을 열에 견딜 수 있는 두터운 비닐 백에 넣는다.

2. Hybridization solution 10mL를 비닐 백에 넣고 nylon 막을 완전히 적시고 가능한 공기 방울을 제거한다.

3. Heating sealer로 비닐 백을 봉하고 65℃ 흔들리는 수조에 넣고 하룻밤 방치한다.

4. Hybridization 용액을 제거하고 $^{32}P-$labeled probe 또는 digoxigenin labeled probe를 첨가한 hybridization 용액을 10mL 비닐 백에 넣는다.

5. 비닐 백에서 공기를 제거하고 sealer로 봉하여 65℃ 수조에서 20시간 정도 방치한다.

6. 비닐 백에서 nylon 막을 꺼내 아래와 같이 세척한다.

2X SSC / 0.1% SDS	10분/실온
2X SSC / 0.1% SDS	10분/실온
2X SSC / 0.1% SDS	15분/65℃
0.1X SSC / 0.1% SDS	30분/65℃

※ Hybridization을 하기 위한 원통의 유리관이 장착된 hybridization 기기를 사용하면 1부터 6까지를 편리하게 할 수가 있다(그림 8-7).

7. Nylon 막을 제거하여 물기를 빼고, 막의 앞뒤에 흡착지(Whatman 3MM paper)를 앞뒤로 대고 Saran wrap(부엌에서 음식 접시 덮는 비닐)으로 싼다.

8. 암실에서 nylon 막을 X-ray film과 함께 cassette에 장착한 후 -70℃에 2~4시간 넣어 둔다.

9. X-ray film을 현상하여 판독하고, 실험결과는 사진 촬영한다(그림 8-8, 그림 8-9).

※ Digoxigenin labeled probe를 사용하면 제품 설명서에 따라 실시
하면 편리하다(DIG Easy Hyb: Cat. No. 1603558/DIG Nucleic
Acid Detection Kit: Cat. No. 1175041, Boehringer Mannheim
Biochemical, Germany).

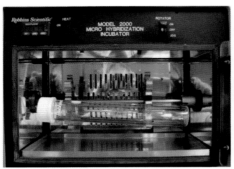 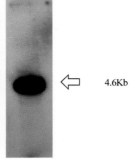

4.6Kb

그림 8-7. Hybridization과 prehybridization을 할 수
있는 incubator.

그림 8-8. *C. trachomatis*의
cryptic plasmid(7.5Kb)를 제한효소
(*Eco*R Ⅰ)로 처리하여 pUC 18에
cloning한 결과. 4.6Kb의 DNA가 삽
입된 것을 nylon 막에서 Southern
blotting으로 확인할 수가 있다.
Probe로는 [$\alpha - ^{32}$P] dCTP-
labelled plasmid PCR product 를
사용하였음.

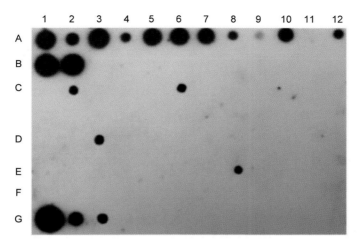

그림 8-9. *C. trachomatis*의 검출을 위한 dot-hybridization. Cryptic plasmid의 DNA 1.2Kb를 pUC18에 cloning되었던 DNA를 분리 정제하여 [α-³²P]dCTP로 labeling하여 탐색자(probe)로 사용하였다. A1-B2(*C. trachomatis* 표준균주: A, B, C, D, E, F, G, H, I, J, *C. pneumoniae*=A11, L1, L2, L3). 양성 임상검체(C2, C6, D3, E8). 대조 검체 *C. trachomatis* DNA(G1: 100pg, G2: 10pg, G3 1pg).

6. 유전자복제(Gene cloning)

진단에 사용하고자 하는 DNA 조각을 플라스미드(vector)에 결찰 (ligation)하고, 적격세포(competent cell)의 대장균(*E. coli*) 내로 주입하여 형질전환(transformation)시키는 것을 클로닝(cloning)이라 한다.

*C. trachomatis*의 경우 1) 탐색자로 사용할 DNA를 중합효소연쇄반응으로 증폭하든가, 염색체 또는 플라스미드 DNA를 제한효소로 처리하여 특정 부위의 DNA를 정제한다. 2) pT7Blue T®-Vector(Novagen Inc, Madison, WI, USA) 또는 pUC18 등의 매개체(vector)인 플라스미드에 증폭된 DNA나 특정 DNA를 결찰한다(ligation). 3) 결찰된 매개체 플라스미드는 대장균을 적격세포로 만든 후 형질변환시킨다(키트 제품에 있는 대장균은 대부분

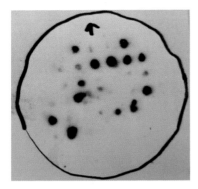

그림 8-10. [$\alpha-^{32}P$]dCTP로 label된 pFEN50 탐색자(probe)를 사용하여 클로닝 (cloning)에 성공한 *E. coli* 집락을 colony blot hybridization으로 찾아내었다.

적격세포로 미리 처리되어 상품화 되어 있다). 4) 형질전환이 끝난 대장균은 ampicillin 및 tetracycline을 함유한 LB agar plate(X-gal/IPTG 함유)에 배양하여 형질전환에 성공한 대장균을 찾아낸다. 5) 선별된 균집락은 대량 증폭하여 질소 탱크에 보관한다. 6) 냉동된 대장균을 해동하여 배양 후 플라스미드를 추출하고 다음과 같이 처리하여 탐색자 DNA를 정제한다(그림 8-10).

1) 탐색자(probe) DNA 정제

pTZ-5'UTR 플라스미드(*C. trachomatis* DNA 탐색자가 들어 있는 플라스미드를 *Eco*R Ⅰ으로 처리하여 탐색자로 사용한다).

 ※ pTZ-5'UTR(미국 질병통제센터 소유)와 같은 플라스미드는 연구자가 연구실에서 만들어 보관해 사용할 수가 있다(저자가 클로닝한 플라스미드 *C. trachomatis*-pCTpH/*C. pneumoniae*-CpT-207).

재료
50X TAE(1L)

Tris base	242.0g
Glacial acetic acid	57.1mL
0.5M EDTA(pH 8.0)	100.0mL

6X Sample buffer

Ethidium bromide(50μg/mL)

Running buffer(1X TAE)

Absolute ethanol

3M sodium acetate(pH 5.2)

전기영동기구

Activated dialysis tube

Speed-vacuum dryer

방법

1. 제한효소(*Eco*R Ⅰ)로 pTZ-5'UTR 플라스미드를 절단한다.

pTZ-5'UTR	8μg
10X H buffer	2μL
*Eco*R Ⅰ	1μL(10u)
증류수(총량)	20μL

2. 1.0% 아가로즈겔을 만든다.

Agarose	1.5g
50X TAE	3.0mL
증류수(총량)	145.5mL

3. 절단된 플라스미드에 6X sample buffer를 4μL 첨가하고 빗(comb) 을 제거한 자리에 넣는다.

4. 전원을 켜고 200V로 30~60분 전류를 흘린다.

5. 전기영동 기구에서 겔을 꺼내 UV lamp로 보면서 500bp 위치에 있는 DNA를 잘라 낸다.

6. 잘라 낸 겔을 400μL의 1X TAE와 함께 투석주머니(dialysis bag) 에 넣고 상부를 묶는다.

7. 투석주머니를 전기영동 통에 넣고 전류를 흐르게 하면 DNA가

겔에서 용출된다(10~20분 후 UV를 비추어 보면 DNA가 완전 용
출되어 투석주머니 벽에 붙어 있는 것이 보인다).

8. DNA가 완전히 용출되면 전류를 몇 초간 반대로 흘려 DNA가 투
   석주머니 벽에서 떨어지게 한다.
9. 용출된 DNA 용액은 1.5mL 원침튜브로 옮긴다.
10. 동량의 phenol/chloroform/isoamyl alcohol(25:24:1)을 넣는다.
11. 몇 초간 진탕기에서 혼합한다(vortex mixing).
12. 고속원심(10,000Xg로 5분간)하고, 상층액을 새로운 튜브로 옮
    긴다.
13. 3M sodium acetate(pH 5.2)를 상층액의 1/10Vol., absolute ethanol
    을 2Vol. 넣는다.
14. 10분간 고속 원심시킨다(10,000Xg, 4℃).
15. 상청액은 버리고 침사는 70% ethanol로 세정한다.
16. DNA는 speed-vacuum dryer에서 건조시킨다.
17. DNA는 20μL의 TE buffer에 용해시킨다.
18. DNA 농도를 알기 위하여 1μL을 다시 아가로즈겔에 전기영동
    한다(탐색자로 labeling하는 데는 30ng면 충분하다).
※ DNA 분리에 사용하는 키트인 InstaGene(Bio-Rad, USA) 등을
   사용하면 편리하다.

2) DNA 표지(Labeling)

　Probe로 사용할 정제된 DNA에 표지자를 부착(labeling)하는 방법은
Random primed DNA labeling 키트(Boehringer Mannheim Biochemical,
Germany)를 이용하여 [α-^{32}P]dCTP를 labeling시킬 수 있는 방사능표
지(radioactive labeling)와, DIG DNA Labeling 키트(Boehringer Mannheim

Biochemical, Germany)를 사용하여 digoxigenin을 부착(labeling)시키는 효소표지(enzyme labeling)법이 있다. 효소를 부착시킬 경우는 동일 회사의 DIG Nucleic Acid Detection 키트를 사용하여 검출하면 편리하다(제품마다 labeling 방법의 차이가 있으므로 사용하는 제품 설명서 참조).

3) 염기순서분석(Sequencing)

Maxam과 Gilbert(1977)의 화학반응을 이용한 chemical degradation법과 Sanger와 Coulson(1977)의 효소반응에 의한 chain termination 방법이 있다. 여러 제품의 sequencing 키트를 이용하여 염기순서분석을 실시한다(제품 설명서 참조). 초창기에는 염기순서분석 결과물(동이원소 및 효소로 표지된 A, T, G, C로 끝난 다양한 크기의 DNA)을 폴리아크릴아미드겔(polyarchrylamide gel)에 전기영동하여 판독하였으나, 근자에는 자동 판독 기기가 도입되어 외부에 의뢰하는 것이 시간적 또는 경제적으로 편리하므로 자세한 방법은 생략한다.

국내 분리된 *Chlamydia trachomatis*(D/HY1212/Cx)와 미국 분리균주(LGV type II/CDC)의 기본체에서 QIA prep-spin kit(QIAGEN, USA)를 사용하여 순수 분리한 플라스미드는 7.5Kb이었다. 순수 분리된 플라스미드를 *Eco*R I 제한효소로 처리하여 pUC18의 polylinker site에 삽입한 결과 4.6Kb의 plasmid DNA가 삽입되었다. 클로닝(cloning)된 pUC18을 *Eco*R I 및 *Bgl* II로 제한효소 처리한 결과 1.2Kb의 플라스미드 절편을 얻어 탐색자(probe)로 사용하였다(그림 8-11). *C. trachomatis* 플라스미드(cryptic plasmid)를 PCR한 DNA(493bp)를 직접 pT7Blue T®-vector에 클로닝하여 탐지자로 사용할 수도 있었다. *C. pneumoniae*는 국내 분리된 균주의 *omp*A 유전자를 증폭한 DNA(207 bp)를 pT7Blue T®-Vector에 클로닝하였다(그림 8-12). pUC18에 클

로닝된 *C. trachomatis* 플라스미드(pCTpH) DNA의 일부에 대한 염기순서를 분석한 결과 Gene Bank에 수록된 혈청형 D의 *C. trachomatis*의 플라스미드 염기순서(Accession No. J03321)와 98% 일치함을 알수 있다(그림 8-13). 국내 분리균주인 *C. pneumoniae*의 ompA 유전자 PCR 결과물(CpT-207) 염기순서를 분석한 결과는 Gene Bank의 균주와 99%가 일치하였다(그림 8-14).

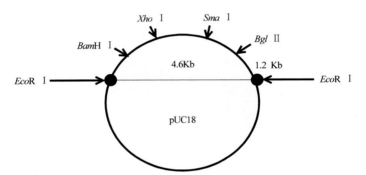

그림 8-11. *C. trachomatis*의 플라스미드(cryptic plasmid)를 *Eco*R I로 처리하여 pUC18에 클로닝한 결과(4.6Kb DNA의 제한효소 지도, *C. trachomatis* 혈청형 D pCTpH).

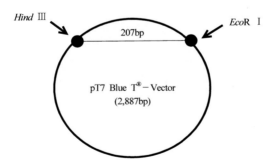

그림 8-12. *C. pneumoniae*의 염색체 DNA 중 ompA 유전자의 PCR 산물(207bp)을 pT7Blue T®-Vector에 클로닝(cloning)한 제한효소지도(*C. pneumoniae* CpT-207).

```
PCHL1: 2960 TCAAAAGTCC  TATCCACCTT  GAAAATCAGA  AGTTTGGAAG  AAGACCTGGT  CAATCTATTA
            ||||||||||  ||||||||||  ||||||||||  ||||||||||  ||||||||||  ||||||||||
pCTpH:      TCAAAAGTCC  TATCCACCTT  GAAAATCAGA  AGTTTGGAAG  AAGACCTGGT  CAATCTATTA

      3020  AGATATCTCC  CAAATTGGCT  CAAAATGGGA  TGGTAGAAGT  TATAGGTCTT  GATTTTCTTT
            ||||||||||  ||||||||||  ||||||||||  ||||||||||  ||||||||||  ||||||||||
            AGATATCTCC  CAAATTGGCT  CAAAATGGGA  TGGTAGAAGG  TATAGGTCTT  GATTTTCTTT

      3080  CATCTCATTA  CCATGCATTA  GCAGCTATCC  AAAGATTACT  GACCGCAACG  AATTACAAGG
            ||||||||||  ||||||||||  |||||||*||  ||||||||||  ||||||||||  ||||||||||
            CATCTCATTA  CCATGCATTA  GCAGCYACCC  AAAGATTACT  GACCGCAACG  AATTACAAGG

      3140  GGAACACAAA  AGGGGTTGTT  TTATCCAGAG  AATCAAAYAG  TTTTCAATTT  GAAGGATGGA
            ||||||||||  ||||||||||  ||**||||||  ||||||||||  ||||||||||  ||||||||||
            GGAACACAAA  AGGGGTTGTT  TTCCCCAGAG  AATCAAATAG  TTTTCAATTT  GAAGGATGGA

      3200  TACCAA
            |||||*|
            TACCGA
```

그림 8-13. *C. trachomatis*의 플라스미드(cryptic plasmid) DNA 염기순서 분석 비교.
혈청형 D PCHL1(외국 표준균주)과 혈청형 D pCTpH(국내 분리균주).

Chlamydia pneumoniae major outer membrane protein (MOMP)gene, complete CDs. Length = 1170

Minus Srrand HSPs:
Score=1026(283.5bits), Expect=1.6e-75,P=1.6e-75,
Identities = 206/207(99%), Positives=206/207(99%), Strand=Minus/Plus

```
Query:  207 TATTAATTGATGGTACAATATGGGAAGGTGCTGCAGGAGATCCTTGCGATCCTTGCGCTA  148
            ||||||||||||||||||||||||||||*|||||||||||||||||||||||||||||||
Sbjct:  101 TATTAATTGATGGTACAATATGGGAGGGTGCTGCAGGAGATCCTTGCGATCCTTGCGCTA  160

Query:  147 CTTGGTGCGACGCTATTAGCTTACGTGCTGGATTTTACGGAGACTATGTTTTCGACCGTA   88
            ||||||||||||||||||||||||||||||||||||||||||||||||||||||||||||
Sbjct:  161 CTTGGTGCGACGCTATTAGCTTACGTGCTGGATTTTACGGAGACTATGTTTTCGACCGTA  220

Query:   87 TCTTAAAAGTAGATGCACCTAAAACATTTTCTATGGGAGCCAAGCCTACTGGATCCGCTG   28
            ||||||||||||||||||||||||||||||||||||||||||||||||||||||||||||
Sbjct:  221 TCTTAAAAGTAGATGCACCTAAAACATTTTCTATGGGAGCCAAGCCTACTGGATCCGCTG  280

Query:   27 CTGCAAACTATACTACTGCCGTAGATA                                    1
            |||||||||||||||||||||||||||
Sbjct:  281 CTGCAAACTATACTACTGCCGTAGATA                                  307
```

그림 8-14. 국내에서 분리된 *C. pneumoniae*(Sbjct. *C. pneumoniae* CpT-207)의
*omp*A 유전자 염기순서를 외국 분리균주(Query)와 비교. 99%의 상동성(identities)을 나
타내었다.

참고 문헌

금동극, 최태열, 조삼현. Dot-blot hybridization을 이용한 *Chlamydia trachomatis* 의 진단. 감염 27: 141-6, 1995.

서일혜, 박필환, 김완, 김덕언, 최태열. Polymerase chain reaction-restriction fragment length polymorphism법을 이용한 *Chlamydia trachomatis*의 혈청형 분석. 대한임상병리학회지 20: 480-5, 2000.

유정한, 김덕언, 박일규, 강정옥, 최태열. *Chlamydia trachomatis*에서 분리된 cryptic plasmid DNA의 클로닝. 대한임상병리학회지 16: 660-9, 1996.

이소영, 오재혁, 장진숙, 김대근, 김덕언, 최태열. 이중 중합효소연쇄반응을 이용한 *Chlamydia trachomatis* 검출. 임상병리와 정도관리 21: 295-9, 1999.

서일혜, 최태열. 중합효소연쇄반응을 이용한 *Chlamydia trachomatis*의 검출. 대한미생물학회지 29: 169-75, 1994.

최태열, 김덕언, 이웅수, 정화순. *Chlamydia trachomatis*의 종특이 gene probe 생산과 임상적 응용에 관한 연구. 대한임상병리학회지 14: 438-46, 1994.

최태열, 오지하, 서정욱, 박일규, 강정옥, 김완. Nested PCR을 이용한 *Chlamydia trachomatis*의 검출. 감염 28: 313-8, 1996.

최태열, 김덕언, 최미연. "Touchdown" PCR을 이용한 *Chlamydia pneumoniae* 검출. 대한임상병리학회지 18: 570-6, 1998.

최태열, 김덕언, 금동극. *Chlamydia pneumoniae*의 omp1 유전자 염기서열 분석. 대한임상병리학회지 19: 529-34, 1999.

Don RH, Cox PT, Wainwright BJ, Baker K, Mattick JS. 'Touch down' PCR to circumvent spurious priming during gene amplification. Nucleic Acids Res 19: 4008, 1991.

Ossewarde JM, Rieffe M, Rozenberg-Arska M, Ossenkoppele PM, Narwrocki RP, van Loon AM. Development and clinical evaluation of a polymerase chain reaction test for detection of *Chlamydia trachomatis*. J Clin microbiol 30: 2122 – 8, 1992.

Persing DH, Smith TF, Tenover FC, White TJ. Diagnostic molecular Microbiology. Principles and application. ASM, Rochester, 1993.

Sambrook J and Russell DW. Molecular cloning. 3'rd ed., Cold spring Harbor, New York, 2001.

용어해설

acridine orange stain(아크리딘오랜지염색): Fluorochrome 염색하면 ultraviolet light 하에서 세포 내 DNA는 황록색, RNA는 적색으로 관찰된다. Chlamydia 의 발달사를 연구하는 데 유용하다.

adenosine triphosphate(아데노신삼인산, ATP): 아데노신에 인산기가 세 개 달린 유기화합물.

agarose gel(아가로즈겔): DNA 전기영동을 위하여 우무제품에서 발견되는 다 당류로 만든 겔.

Alzheimer's disease(알츠하이머병): 퇴행성 뇌질환. 노인 치매 원인 중 가장 흔 한 형태.

annealing(어닐링): DNA 증폭 과정에서 변성(denaturation)된 ssDNA를 온도를 낮추어 dsDNA로 결합시키는 것.

apoptosis(세포자멸사): 합목적적으로 발현되는 프로그램된 세포사.

arthritis(관절염): 관절에 생기는 염증.

asthma(천식): 여러 가지 자극에 의하여 기관지가 과민반응을 일으켜 기관지의 가역적인 폐쇄를 일으키는 질환.

atherosclerosis(죽상경화증): 대동맥과 같은 큰 동맥의 내층에 지방과 콜레스테 롤로 이루어진 죽종.

basal medium(기초배지): RPMI 및 EMEM 등의 배지에 항생제 및 완충액을 첨 가한 기초배지로 세포의 세척 및 희석에 사용한다.

biocontainment(생물오염관리, BCL): 생물학적 위험 물질을 다룰 때 필요한 단 계별 오염관리.

biotypes/biovars(생물형): 어떤 미생물종에서 감별 가능한 생리학적 성상을 갖 춘 한 군의 균주.

bronchitis(기관지염): 기관지점막의 염증.

bubo(가래톳): 염증을 일으켜 부어오른 림프절.

cervicitis(자궁경부염): 자궁경부에 염증이 생기거나 균에 감염되어 일어나는 질환.

cervix(자궁경부): 자궁 아래에 있는 질과 연결된 자궁의 부위.

Chlamydia(클라미디아): Chlamydia 세균명의 단수형.

Chlamydia growth medium(클라미디아 성장배지): 일반세포 성장배지(growth medium)에 시크로헥시미드(cycloheximide)를 첨가하여 세포의 성장은 정지되고 Chlamydia의 성장만 되게 하는 클라미디아 성장배지.

Chlamydia trachomatis(클라미디아 트라코마티스, *C. trachomatis*): 성매개질환으로 요도염, 자궁경관내막염, 골반염, 자궁관염, 봉입체결막염, 영아폐렴, 성병림프육아종 등을 일으키는 세포 내 절대 기생 세균이다.

Chlamydiaceae(클라미디아세아에): Chlamydia 분류의 목(目, order) 아래 분류 과(科, family). *Chlamydiaceae*(科, family)에는 Chlamydia 속(屬, genus)과 Chlamydophila 속(屬, genus)이 있다.

Chlamydiae(클라미디아에): Chlamydia의 복수형.

Chlamydial(클라미디알): Chlamydia의 형용사형.

Chlamydiales(클라미디알래스): Chlamydia 분류의 최상위 분류(목, 目, order).

Chlamydophila pneumoniae(폐렴 클라미디아, *C. pneumoniae*): 폐렴, 기관지염, 부비동염, 천식 등의 질환을 일으키는 세포 내 절대 기생 세균이다.

Chlamydophila psittaci(앵무새병 클라미디아, *C. psittaci*): 앵무새, 비둘기 등의 조류에서 발생하는 앵무병(조류병)의 원인체로 세포 내 절대 기생 세균이다.

chromatography(크로마토그래피): 혼합물질을 흡착제, 이온 등의 화학제를 이용하여 순수 물질로 분리하는 방법.

chromosome(염색체): 진핵생물의 핵 안에서 유전정보를 담고 있는 DNA 구조물.

chronic obstructive pulmonary disease(만성폐쇄폐질환, COPD): 기관지 공기유통의 지속적 폐쇄에 의하여 일어나는 질환. 천식, 만성 기관지염, 폐기종 등.

cloning(클로닝): 1. 유전학적으로 동일한 세포를 시험관 내에서 제한희석(limited dilution)하여 자라게 하는 것. 2. DNA 조각을 특정 플라스미드에 결찰하고 대장균 세포 내에 주입하여 수백만 개의 복사본을 만들어내는 DNA 재조합기술.

community acquired pneumonia(지역사회획득폐렴); 지역사회(병원 밖)에서 획득한 폐렴.

competent cell(적격세포): 대장균 등의 세포를 CaCl$_2$로 처리하여 결찰된 플라스미드(ligated-plasmid)가 대장균 속으로 쉽게 주입될 수 있게 처리된 세포.

conjunctiva(결막): 안구와 눈꺼풀을 결합하는 점막.

conjunctivitis(결막염): 눈의 결막에 생기는 염증.

cornea(각막): 안구의 일부로서 안구의 전면에 약간 볼록하게 나와 있는 다세포층 투명막.

coronary artery disease(심장동맥병): 심장에 혈액을 공급하는 동맥에 생기는 질환.

cycloheximide(시크로헥시미드): Streptomyces griseus에서 분리되는 항생제로 진핵세포(eukaryotic cell)의 DNA와 단백 합성을 방해한다.

cytochalasin B(시토칼라신): 진균 대사물(fungal metabolite)로 세포질 분열을 방해한다.

DEAE−D(디이에이−디): DEAE−D는 Diethylaminoethyl−Dextran의 약자로 세포막의 변화를 가져와 진핵세포의 증식을 종식시킨다.

denaturation(변성): 증폭하고자 하는 dsDNA를 고온에서 ssDNA로 만드는 것.

developmental cycle(발달사): Chlamydia가 세포에 감염되어 기본체가 망상체로 변하고 다시 기본체로 변하는 과정.

dialysis(투석): 반투막을 사용하여 콜로이드, 고분자 물질을 정제하는 조작.

direct fluorescent immunoassay(직접형광면역분석법): 항체에 형광 표지물을 달아 직접 검체 내에 항원을 검출하는 것.

direct immunofluorescent stain(직접면역형광염색, DIF): 항체에 형광물질을 부착하여 직접 항원을 염색하는 방법.

disseminated intravascular coagulation(파종혈관내응고): 어떤 병적 상태에 속발해서 전신의 혈관 내에 혈전이 생기는 소모성응고병증.

elementary body(기본체, EB): Chlamydia 병원체의 감염형 기본 단위.

elephantiasis(코끼리피부병): 림프관이나 정맥의 국소성 만성 정체로 주위 결합조직이 증식되어 단단하고 두꺼운 코끼리 피부와 같이 되는 병.

endocervicitis(자궁경관내막염): 자궁경관내막 통로의 상피세포와 샘물에 염증.

endocervix(자궁경관내막): 자궁경부의 안쪽을 덮고 있는 점막.

endocytosis(세포내이입): 세포 외의 큰 물질을 세포가 막을 통하여 세포 내로 섭취하는 현상.

endometritis(자궁내막염): 자궁내막에 국한된 염증.

endotoxicity(내독소성): 세균이 몸 안에서 파괴될 때 세포벽에 존재하는 독소의 방출로 생기는 독성.

Enterobacteriaceae(장내세균과): 창자에 살고 있는 그램 음성 간균.

enzyme immunoassay(효소면역분석법, EIA): 항원 또는 항체 등에 효소를 표시하여 미량의 항체 및 항원의 양을 측정하는 방법.

epididymis(부고환): 정자를 생산하는 고환의 후 상방에 위치하며 정자의 통과와 성숙이 이루어지는 기관.

epididymitis(부고환염): 부고환에 생기는 염증 질환.

epitope(항원결정인자): 면역글로불린에 의해 특정반응을 일으키는 결정기로 항원표면의 아미노산군으로 구성된다.

extension(확장): DNA 증폭 과정에서 어닐링(annealing)된 DNA를 온도를 서서히 올려 DNA를 합성하는 것.

eukaryotic cell(진핵세포): 핵막으로 싸인 핵을 가진 세포.

feeder cell(영양공급세포): 저클론 밀도의 세포를 원활하게 키우기 위하여 가슴샘세포(thymocyte)나 비장세포(splenocyte) 등을 키워 성장 인자를 공급한다.

feline pneumonitis(고양이폐렴): 동물실험에서 *Chlamydophila psittaci* 균체를 고양이에게 주사하면 발생하는 급성 폐렴.

fluorescein isothiocyanate(플루오레세인 이소티오시안산염, FITC): 심황색의 형광을 발산하는 황색색소의 산성염료.

follicles(소포): 주머니 모양의 움푹 들어간 공간 혹은 구조.

follicular conjunctivitis(소포결막염): 결막에 *C. trachomatis*의 감염으로 생긴 소포 생성 결막염.

fulminant necrotizing placentitis(전격괴사태반염): 전격적으로 생기는 괴사성태반염.

fusion(융합): 단클론항체를 생성하기 위하여 골수종세포와 면역된 비장세포를 PEG를 사용하여 세포융합(cell fusion)하는 것.

genus(속): 생물 분류에 사용하는 집합단위.

Giemsa's stain(김사염색): Azure 염색으로 Chlamydia의 봉입체를 염색하는 방법.

Gimenez stain(김메네즈염색): Gimenez stain은 Chlamydial 기본체(elementary body: EB)를 적색으로 염색한다.

glans(귀두): 남성 음경 끝 부분의 팽대한 부분.

glucose(포도당): 단당류의 하나.

glutamate(글루탐산염): 글루탐산(glutamic acid), 식물성 단백질 속에 함유된 아미노산.

glycogen(글리코겐): 주로 동물의 세포 속에 존재하는 저장 다당류로 d-포도당의 중합체.

Gram negative(그람음성): 그람염색에서 사프라닌으로 붉게 염색되는 세균.

Gram stain(그람염색): 미생물을 염색하는 방법 중 하나.

growth medium(성장배지): RPMI 및 EMEM 등의 기초배지에 우혈청(10%)을 첨가하여 일반 세포배양에 사용한다.

guinea pig(기니픽): 쥐목 고슴도치과에 속하는 작은 설치류 동물.

HAT medium (hypoxanthine, aminopterin, thymidine, HAT 배지): Hypoxanthine, aminopterin, thymidine을 함유하여 융합 후 하이브리도마 세포(hybridoma)를 선택적으로 자라게 하는 물질.

HeLa-229 cell(헬라-229 세포): 사람의 자궁경부암 세포에서 유래된 세포이다.

Hep-2 cell(헵-2 세포): Human laryngeal carcinoma 세포 주.

heteroploid cell lines(이수체세포계): 염색체수가 이상이 있는 세포주.

HT medium(hypoxanthine thymidine 배지, HT 배지): HAT 배지로 융합 하이브리도마 세포(hybridoma)를 선택적으로 자라게 한 후 HT 배지로 HAT 배지를 점차 희석 및 대치하는 역할을 한다.

human immunodeficiency virus(사람면역결핍바이러스, HIV): 레트로바이러스과에 속하는 RNA 바이러스로 에이즈(AIDS) 질환을 일으킨다.

hybridization(부합화): 분자생물학적 기법에서 특이 DNA 염기 서열을 상보적인 DNA에 결합시키는 것.

hybridoma cell(하이브리도마 세포): 시험관에서 성질이 다른 두 가지 세포를 융합하여 만든 잡종세포.

immunofluorescent stains(면역형광염색): 형광물질결합항체(FITC-conjugated antibody)로 특정 항원을 염색하는 방법으로 직접 및 간접 면역형광염색 방법이 있다.

immunization(면역): 마우스에서 항체생성을 유도하기 위하여 항원을 주사하는 것.

immunoglobulins(면역글로불린): 혈청 성분 중 면역에 중요 역할을 하는 단백질.

inclusion body(봉입체): 세포 내 기생세균이나 바이러스에 의해 감염된 세포의 세포질 내에 나타나는 소체.

inclusion conjunctivitis(봉입체결막염): *Chlamydia trachomatis*에 의한 결막염.

indirect immunofluorescence stain(간접면역형광염색, IIF): 혈청 내 항체가를 측정하기 위하여 항원이 있는 물질(세포배양)에 혈청을 1차 항체로 사용하고, 형광 물질이 부착된 항-인항체(anti-human antibody)를 2차 항체로 사용하여 혈청 내에 항체가를 측정하는 기술.

infant(영아): 신생아를 포함해 출생 후 1년까지의 어린이.

inguinal(서혜-): 두 다리 사이.

intermediate body(중간체, IB): Chlamydia 병원체의 기본체(Elementary body, EB)와 망상체(reticulate body, RB) 중간 단계로 핵 물질 내에 DNA 함량은 줄어들고 RNA 함량이 증가하기 시작한다.

introitus(구멍): 요도의 입구 구멍.

inverted phase contrast microscope(도립위상차현미경): 살아 있는 세포의 모양을 위상차를 이용하여 관찰하는 도립현미경.

iodine stain(요오드염색): *C. trachomatis*에 감염된 세포의 세포질 내에 형성된 봉입체 내에 글리코겐(glycogen)을 염색하는 방법.

irradiation(방사선조사): 방사선을 이용한 치료법.

IUdR(아유디알, 5 − iodo − 2' − deoxyuridine): Deoxyribonucleic acid(DNA) 합성을 방해하는 물질.

lid(눈꺼풀): 안구의 전면을 덮고 있는 아래위 두 장의 피부성 주름.

ligand(연결물질): 기본체가 세포 내로 들어갈 때 작용하는 세포막의 특수 단백질.

ligase chain reaction(연결효소연쇄반응, LCR): 연결효소(ligase)를 사용하여 DNA를 증폭하는 분자생물학적 기술.

ligation(결찰): 특정 DNA 조각을 다른 DNA(플라스미드 등)에 연결하는 분자생물학적 기법.

lipopolysaccharide(지질다당질, LPS): 지질과 다당류의 복합체.

low birth weight(저체중출생아): 출생 시 체중이 2,500g 미만인 신생아.

lymphogranuloma venerum(성병림프육아종): *C. trachomatis*의 혈청형 L1 − L3에 의한 림프계 감염.

lyophilization(동결건조): 생체 물질을 고진공에서 급속히 동결 및 탈수하여 안정한 상태로 보관하는 방법.

major outer membrane protein(주외막단백, MOMP): Chlamydia 외막의 60%를 차지하는 주요 단백.

marker(표지자): 특정 물질을 찾기 위하여 사용하는 방사선 동위원소(^{32}P) 또는 비방사선 동위원소(digoxigenin, biotin 등)가 있다.

McCoy cell(멕코이 세포): Chlamydia 배양에 가장 많이 사용되는 세포주로 처음에는 인체의 윤활세포(human synovial cells)로 알려졌으나, 현재는 마우스 세포로 판명되었다.

meningopneumonitis(수막폐렴): *Chlamydophila psittaci* 균체를 실험동물에 주사하면 급성수막염과 폐렴이 발생하는 동물 질환.

micro − immunofluorescence test(미세 − 면역형광법, micro − IF): 극미량의 항원을 슬라이드에 점적하고 항체가를 간접면역형광법으로 측정하는 방법.

minibody(소체): *Chlamydophila pneumoniae*의 핵양 물질 내에 전자 밀도가 높은 작은 구형의 구조.

miscarriage(유산): 태아가 생존할 수 없게 되어 태반과 함께 자궁 밖으로 나오는 것.

monoclone(단클론): 단일 세포에서 유래된 동일한 성질을 갖고 있는 세포군.

monoclonal antibody(단클론항체, MoAb): 면역물질 분비 세포와 골수종 세포를 융합하여 만든 단클론(monoclone)에서 생성하는 특이한 항체.

monolayer(단층세포): Shell vial에 12mm 직경의 유리 덮개슬라이드(glass cover–slip)를 넣고 세포를 배양하면 세포가 유리덮개슬라이드의 표면에 단층으로 자라 슬라이드를 전부 덮는다.

multiple sclerosis(다발경화증): 중추신경계질환으로 뇌와 척수에 산발적으로 발생하며, 염증성 자가면역 질환이다.

mycoplasma(미코플라스마): Mycoplasmataceae과에 속하는 작은 균으로 세포벽이 없다.

myeloma cells(골수종세포): 골수 원발의 종양 세포로 마우스의 골수종세포 SP2/0 또는 v.V653 등이 있다.

non–gonococcal urethritis(비임균요도염, NGU): 임균 이외의 다른 세균에 의한 요도염.

nucleoid(핵양체–): 원핵세포에서 세포의 유전 물질을 갖고 있는 핵모양 물질.

*omp*A(전에는 *omp*1이라 함): *Chlamydia trachomatis*의 major outer membrane protein을 부호하는 유전자.

ornithosis(비둘기병): *C. psittaci*에 의한 비앵무새속 조류(비둘기 및 닭)의 호흡기 및 전신 감염 전염병.

Papanicolaou's stain(파파니콜로염색): 자궁경부 검체에서 암세포 검사 시 부수적으로 세포 내 봉입체를 발견하여 *C. trachomatis* 진단을 할 수 있다.

papules(구진): 살갗이 돋아나는 발진.

Parachlamydia acanthamoebae(파라글라미디아 아칸트아메바): Chlamydia와 유사한 성질을 갖고 있는 parachlamydia의 일종.

pelvic inflammatory disease(골반염, PID): 골반주위 장기에 발생하는 염증.

penicillin–binding protein(penicillin 결합단백): 세균의 세포벽에 존재하는 penicillin과 결합하는 특수 단백.

peptidoglycan(펩티도글리칸): 세균의 세포벽을 구성하는 성분 중의 하나.

perihepatitis(간주위염): 간의 복막피막이나 간 주위 조직 염증.

persistent bodies(영속체, PB): *C. trachomatis*가 세포 내에서 증식 도중 환경이 좋지 않으면 기본체가 망상체로 변하지 않고 변형된 형태로 세포 내 존재하는 것.

phenotype(표현형): 유전자 및 환경의 작용에 의하여 표현되는 모든 성질.

plasmid(플라스미드): 핵 이외의 세포질 속에 있는 유전자 DNA.

pneumonia(폐렴): 폐에 생기는 염증.

polyarchrylamide gel(폴리아크릴아미드겔): Acrylamide의 중합체로 만든 겔.

polyclonal antibody(다클론항체): 항원에 의하여 감작된 형질세포(B-림프구)의 여러 클론에서 형성된 항체.

polyethylene glycol(폴리에틸렌글리콜, PEG): 세포융합에 사용되는 에칠렌 중합체.

poly L-lysine(폴리엘 라이신): 슬라이드에 조직을 부착할 때 사용하는 물질.

polymerase(중합효소): 중합효소연쇄반응에서 고온에서 저항하는 *Taq* polymerase를 사용하여 DNA를 합성한다.

polymerase chain reaction(중합효소연쇄반응, PCR): 극소량의 특정 유전자(DNA)를 2~3시간 내에 수십만 배 증폭하는 분자생물학적 기법.

polymerization(중합반응): 단순한 분자로부터 고분자 화합물이 되는 화학반응.

polymorphonuclear leukocyte(다형핵백혈구, PMN): 말초혈액에서 중성구가 완전히 분화된 상태.

prehybridization(전부합화): 부합화(hybridization)의 민감도와 특이도를 최대로 하기 위하여 비특이적 결합에 의한 주위 배경의 신호를 줄여 주는 방법.

preservation medium(보존배지): 우혈청 50%, 기초배지 40%, DMSO 10% 함유한 세포 냉동에 쓰이는 배지.

primer(시동체): 다른 물질의 작용을 조장하는 물질로, PCR의 첫 시작을 유도하는 올리고핵산 시동체(oligonucleotide primer).

pristan(프리스탄): 2, 6, 10, 14-tetra methyl-pentadecane이란 화학 물질로 마우스의 복강 내에 주입하면 단클론(monoclone)이 마우스의 복강 내에 흡착되기 쉽게 한다.

probe(탐색자): 분자생물학적 검사에서 DNA 부합화에 의한 특정 DNA 존재를 찾기 위하여 사용하는 DNA 또는 RNA.

proctitis(직장염): 직장 점막에 생기는 염증.

prokaryotic organism(원핵생물): 세포 내의 핵의 요소가 되는 물질이 있으나 핵막이 없어 핵의 구조가 없는 생물.

protozoa(원생동물): 동물계 분류에서 한 아계.

psittacosis(앵무새병): *Chlamydophila psittaci*에 의한 앵무새병.

purification of immunogen(면역항원정제): 마우스에 면역 시 Chlamydia 배양 후 기본체와 망상체를 부분 정제하는 것.

receptor(수용체): 기본체가 세포에 부착할 때 작용하는 세포막의 특수 단백 구조.

rectal stricture(직장협착): 반흔 수축 또는 이상조직의 침착에 의한 직장 통로 내경의 감소.

recombinant enzyme-linked immunosorbent assay(제조합효소결합면역흡착법, rELISA): 제조합 효소결합 면역흡착을 원리로 하는 항체 역가 측정법.

restriction fragment length polymorphism(제한절편길이다형성, RFLP): Chlamydia 유전자(DNA)를 여러 종류의 제한효소로 처리하면 Chlamydia 종에 따라 절단된 DNA 크기(길이)가 종별로 다양하게 나타나게 하는 기술.

reticulate body(망상체, RB): Chlamydia 병원체의 증식형 기본 단위.

retroperitoneal(후복막-): 배막뒤 또는 뒤쪽의.

Reiter's disease(리터즈병): 바이러스나 세균에 의한 성인관절염의 일종. 결막염, 요도염과 관련.

salpingitis(자궁관염): 자궁관에 생기는 염증.

salpinx(자궁관): 난소에서 배란된 난자가 자궁으로 이행하는 통로.

SDS-PAGE(SDS-폴리아크릴아미드겔 전기영동): 분석하고자 하는 단백을 분자량의 크기에 따라 겔에서 전기영동하는 방법.

seminal vesicle(정낭): 남성 생식기관의 하나로 방광 뒤에 위치하며, 정액을 생산하고 보관한다.

sequence analysis(염기순서분석): DNA의 A, T, C, G 염기배열 순서를 밝혀내는 것.

serotype(혈청형): 세균에 존재하는 구성 항원의 종류와 조합에 의거한 세균 분류학상의 세 분류.

sexually transmitted disease(성매개질환): 성적접촉으로 감염되는 질환.

sexually transmitted infection(성매개감염): 성교 및 유사한 성행위로 인하여 일어나는 감염.

shell vial(작은 배양병): Chlamydia나 virus를 배양하기 위하여 고안하여 만든 15mm 직경의 원형 배양병. 안쪽 바닥에 12mm 직경의 원형 덮개 슬라이드를 넣고 세포배양을 할 수 있음.

sinusitis(부비동염): 부비동 염증.

sonicator(초음파파쇄기): 초음파 에너지를 이용하여 생물학적인 물질을 파괴하는 기구.

Southern blot analysis(서던블롯 분석법): DNA 조각을 제한효소로 절단하여 전기영동 분리한 후 nitrocellulose 막에 옮겨서 특정 DNA 조각을 확인하는 방법.

spleen(비장): 가로막과 왼쪽 콩팥 사이에 있는 장기로 주로 림프구를 생성한다.

stock solution(원액): 기초가 되는 농축된 용액.

submandibular bubos(아랫턱가래톳): 아래턱 아래쪽에 위치한 림프절.

template(본틀): DNA 합성 시 주형이 되는 기본 DNA.

thermal block(온도변화기): 중합효소연쇄반응 시 온도를 신속히 변화시키는 기구.

toxin(독소): 생물체가 만들어 내는 독성과 항원성을 가진 물질.

trachoma(트라코마): *Chlamydia trachomatis*에 의한 결막과 각막의 만성 감염증.

transformation(형질전환): 특정 DNA 조각을 플라스미드 매개체에 결찰한 후 대장균과 같은 세포에 주입하는 분자생물학적 기법.

transcription‒mediated amplification(전사매개증폭, TMA): 유전자를 증폭하는 분자생물학적 기법 중의 하나.

trypsinization(트립신처리): 이자액에서 분비되는 단백 분해효소(trypsin)를 사용하여 세포 하나하나를 분리시키는 과정.

type(형): 성질이나 특징 따위가 공통적인 것끼리 묶은 하나의 틀.

urethra(요도): 오줌을 방광으로부터 몸 밖으로 배출하기 위한 관.

urethritis(요도염): 요도에서 생기는 염증.

urogenital fistula(비뇨생식샛길): 비뇨기와 생식기 사이에 비정상적인 샛길이 형성되는 것.

vagina(질): 여성의 내성기.

variable sequence(가변염기순서, VS): Chlamydia의 *omp*A 유전 중 혈청형에 따라 염기순서가 변하는 부위(VI‒VIV)가 있다.

virus(바이러스): 핵산 유전체로 DNA나 RNA 한쪽만 가지고 있는 덜 진화된 미생물.

vulva(음문): 여성의 외성기.

Western blot analysis(웨스턴블롯 분석법): SDS‒PAGE한 단백을 겔에서 nitrocellulose 막으로 이전한 후 특정 항체(단클론항체 등)를 탐색자로 사용하여 특정 단백질을 정성 및 정량적으로 분석하는 기법.

whole inclusion immunofluorescence test(봉입체면역형광법, WIE): 세포에 Chlamydia 를 감염시켜 봉입체를 형성하게 하고 환자 혈청을 이용하여 간접면역 형광염색을 하여 혈청 내 항체가를 측정하는 방법.

찾아보기(국문)

찾아보기(영문)

micro – immunofluorescence test 21,
   119, 123
mini – body 10, 56
miscarriage 24, 78
monoclonal antibody 118, 145
monoclone 147, 148
monolayer 92, 103
multiple sclerosis 55
mycoplasma 10, 96, 116, 152
myeloma cells 146, 152

(N)

Neochlamydia hartmanellaer 76
non – gonococcal urethritis 30, 99

(O)

ompA 10, 125, 205
ornithosis 67

(P)

Papanicolaou's stain 94
papule 42
Parachlamydia acanthamoebae 22, 75
Parachlamydiaceae 76
pelvic inflammatory disease 24, 97
penicillin – binding protein 12
peptidoglycan 12
perihepatitis 24, 46
persistent bodies 10
phenotype 57
Piscichlamydia salmonis 76
Piscichlamydiaceae 76
plasmid 13, 125, 180, 205
pneumonia 27, 70
poly L – lysine 158
polyarchrylamide gel 184, 205
polyclonal antibody 79, 118
polyethylene glycol 146, 154
polymerase 13, 61, 126, 191
polymerase chain reaction 47, 125,

179, 183
polymerization 170
polymorphonuclear leukocyte 40
prehybridization 194
preservation medium 157
primer 183, 194
Pristan 157
probe 124, 194, 205
proctitis 41
prokaryotic organism 9
Protochlamydia amoebophila 76
Protochlamydia naegleriophila 76
protozoa 217
psittacosis 24, 67, 122
purification of immunogen 149

(R)

receptor 12, 60
recombinant enzyme –
   linked immunosorbent assay 119
rectal stricture 43
Reiter's disease 27, 44
restriction fragment length
   polymorphism 82, 179, 190
reticulate body 10
Rhabdochlamydia crassificans 76
Rhabdochlamydia porcellionis 76
Rhabdochlamydiaceae 76

(S)

safety 112
salpingitis 28, 40
SDS – PAGE 131, 167, 172
sequencing 72, 181, 205
serotype 21, 131
sexually transmitted disease 24, 29
shell vial 35, 102, 110, 191
Simkania negevensis 76
Simkaniaceae 76
sinusitis 55

sonicator 145
Southern blotting 193, 200
stock solution 84, 107, 170
submandibular bubos 43

(T)

template 185
thawing 158
thermal block 185
toxin 21
trachoma 20, 33, 98
transcription – mediated　amplification
　48, 125
transformation 201
trypsinization 104
type 12, 132

(U)

urethritis 30
urogenital fistula 43

(V)

variable sequence 14, 190

(W)

Waddlia chondrophilia 76, 78
Waddlia malaysiensis 76
Waddliaceae 76
Western – blotting 131, 171
whole inclusion immunofluorescence
　test 93, 119

최태열(崔泰悅)

  한양대학교 의과대학 졸업(1974)
  한양대학교 대학원 의학박사(1984)
  한양대학교병원 진단검사의학과 전문의(1979)
  조선대학교 의과대학 조교수(1982~1984)
  미국질병통제예방센터(CDC) 연구교수(1987~1988)
  한양대학교 의과대학 조교수, 부교수, 교수(1984~현재)
  대한진단검사의학회 회장 역임(2001)
  대한임상미생물학회 회장 역임(2002)
  대한병원감염관리학회 회장 역임(2005~2006)

클라미디아
Chlamydia

초판인쇄 | 2012년 3월 2일
초판발행 | 2012년 3월 2일

지 은 이 | 최태열
펴 낸 이 | 채종준
펴 낸 곳 | 한국학술정보(주)
주   소 | 경기도 파주시 문발동 파주출판문화정보산업단지 513-5
전   화 | 031) 908-3181(대표)
팩   스 | 031) 908-3189
홈페이지 | http://ebook.kstudy.com
E-mail | 출판사업부 publish@kstudy.com
등   록 | 제일산-115호(2000. 6. 19)

ISBN   978-89-268-3136-6 93510 (Paper Book)
          978-89-268-3137-3 98510 (e-Book)